◎燕京医学流派传承系列丛书◎

燕京儿科百年传承

主　编　李　敏　王素梅　闫慧敏

全国百佳图书出版单位
中国中医药出版社
·北　京·

图书在版编目（CIP）数据

燕京儿科百年传承 / 李敏，王素梅，闫慧敏主编 .—
北京：中国中医药出版社，2022.5（2022.8重印）
（燕京医学流派传承系列丛书）
ISBN 978-7-5132-7287-2

Ⅰ.①燕…　Ⅱ.①李…　②王…　③闫…　Ⅲ.①中医儿科学—中医临床—经验—中国　Ⅳ.①R272

中国版本图书馆 CIP 数据核字（2021）第 222619 号

中国中医药出版社出版
北京经济技术开发区科创十三街 31 号院二区 8 号楼
邮政编码　100176
传真　010-64405721
保定市西城胶印有限公司印刷
各地新华书店经销

开本 880×1230　1/32　印张 6.75　彩插 0.5　字数 163 千字
2022 年 5 月第 1 版　2022 年 8 月第 2 次印刷
书号　ISBN 978-7-5132-7287-2

定价　39.00 元
网址　www.cptcm.com

服务热线　010-64405510
购书热线　010-89535836
维权打假　010-64405753

微信服务号　zgzyycbs
微商城网址　https://kdt.im/LIdUGr
官方微博　http://e.weibo.com/cptcm
天猫旗舰店网址　https://zgzyycbs.tmall.com

如有印装质量问题请与本社出版部联系（010-64405510）

《燕京医学流派传承系列丛书》

编委会

《燕京儿科百年传承》
编委会

主　编　李　敏　王素梅　闫慧敏

编　委（以姓氏笔画为序）

丁丹丹　王俊宏　王素梅　王道涵

闫慧敏　李　敏　肖和印　吴力群

张宝元　郝　静　崔　红　崔　霞

韩　斐　韩　谨　蔡　江　冀晓华

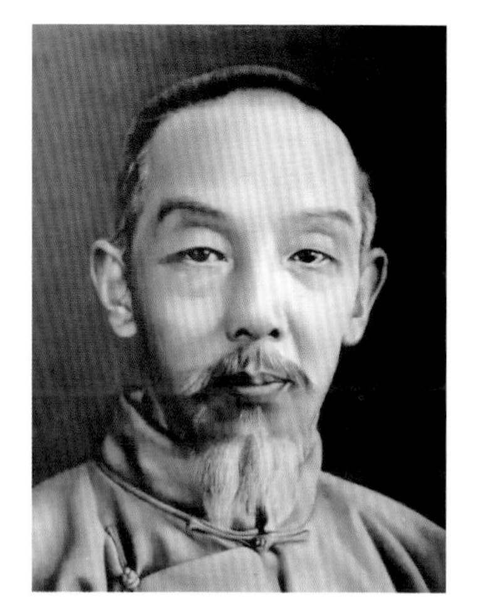

1. 孔伯华

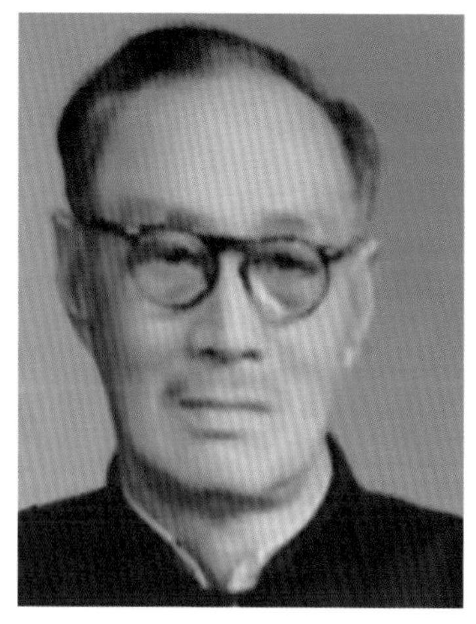

2. 金厚如

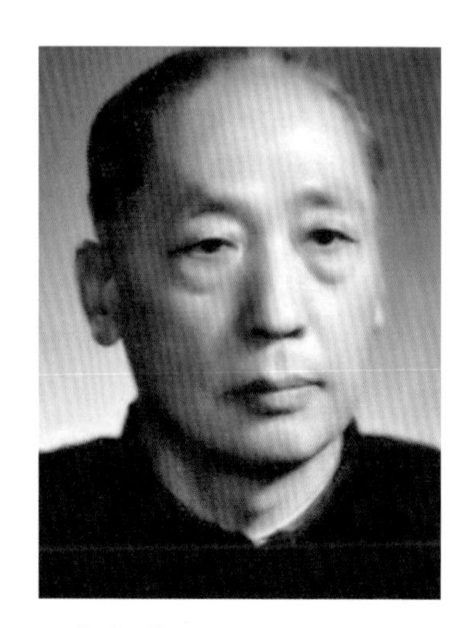

3. 祁振华

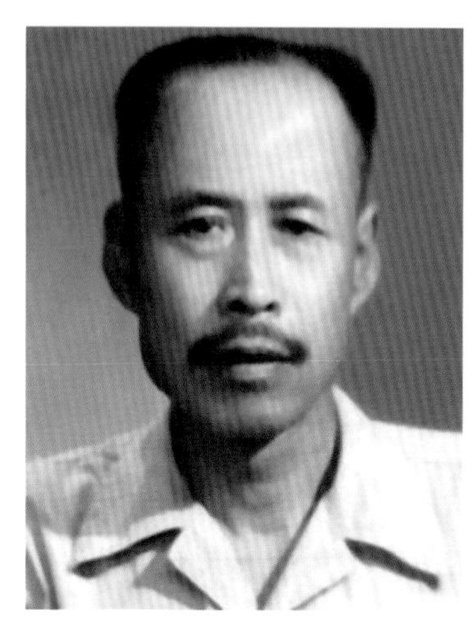

4. 杨艺农

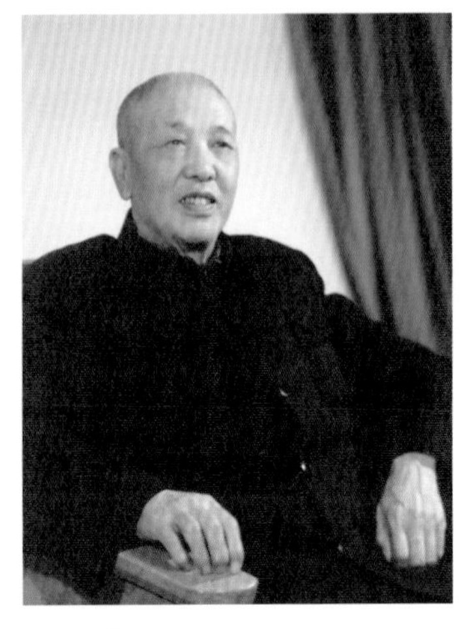

5. 冯泉福

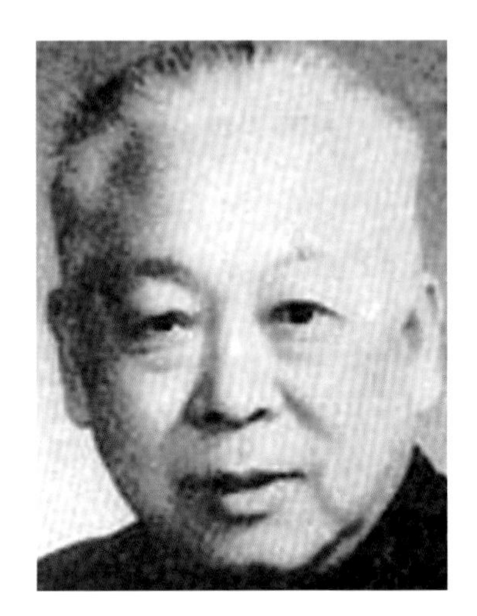

6. 赵心波

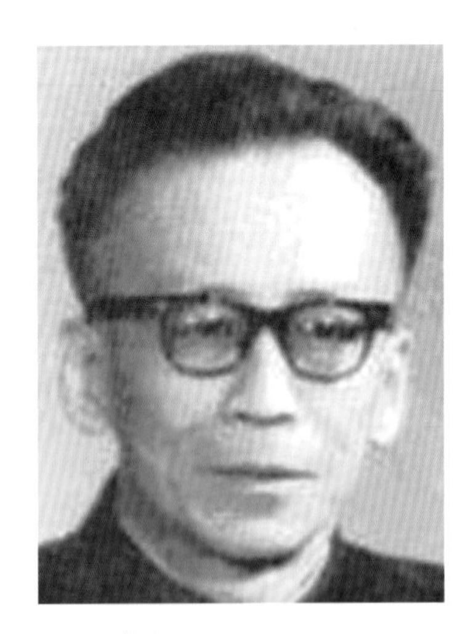

7. 王鹏飞

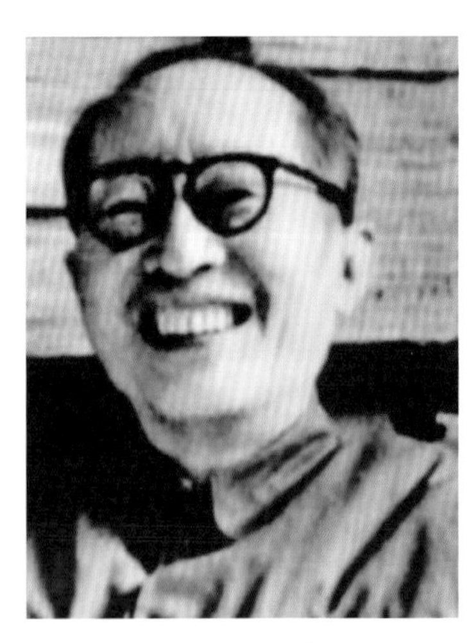

8. 王伯岳

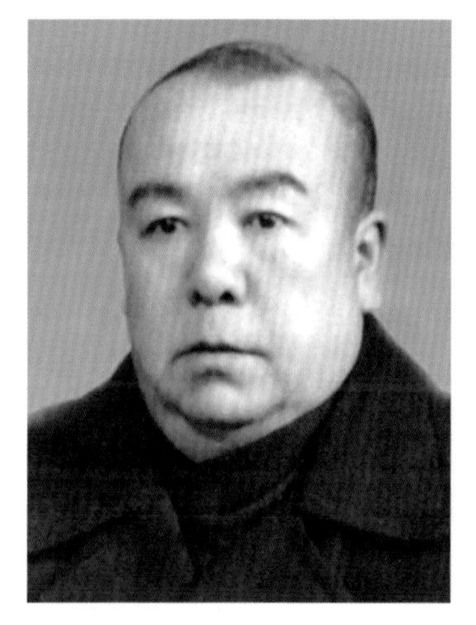

9. 袁述章

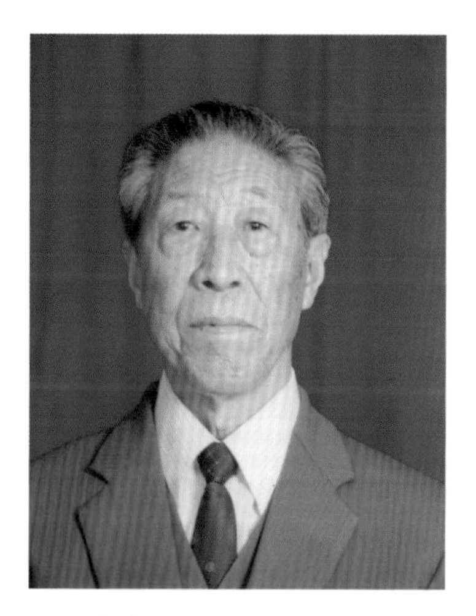

10. 刘韵远

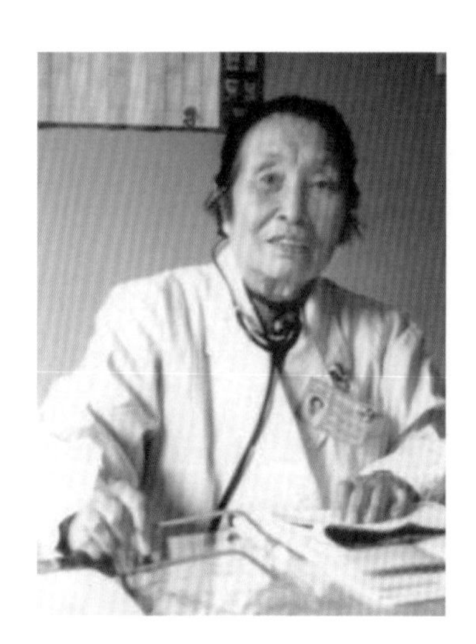

11. 闫田玉

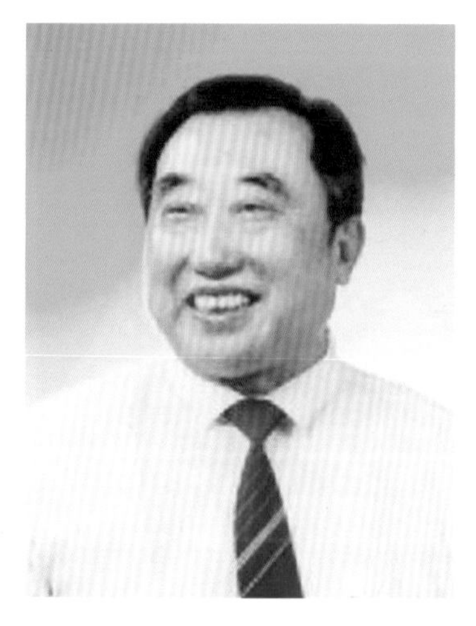

12. 刘弼臣

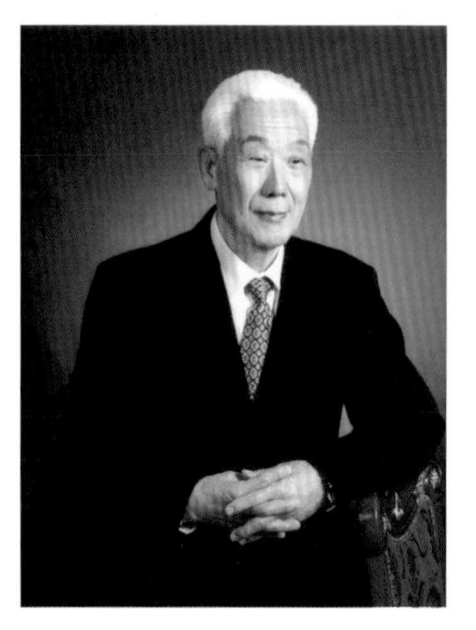

13. 宋祚民

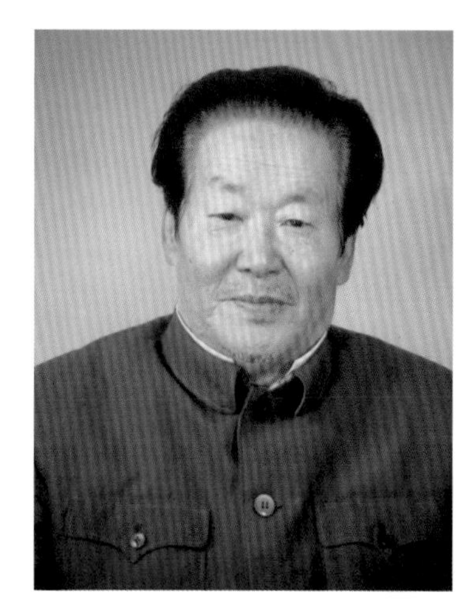

14. 裴学义

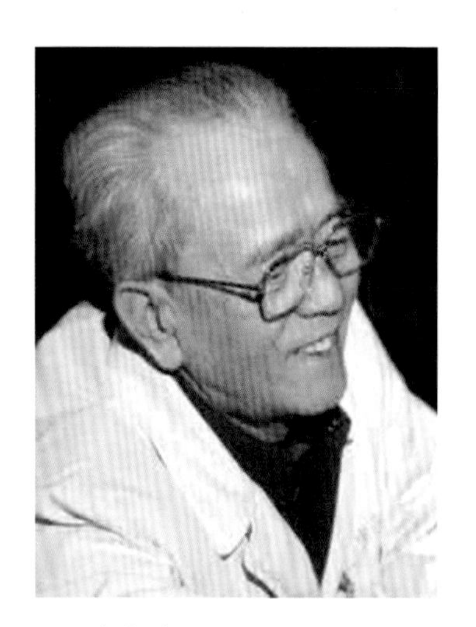

15. 滕宣光

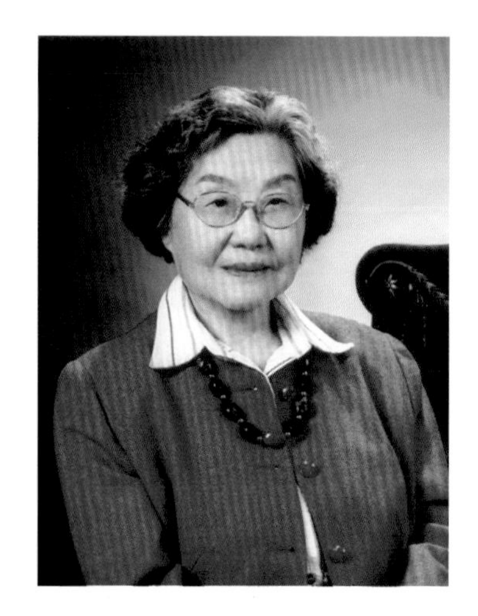

16. 温振英

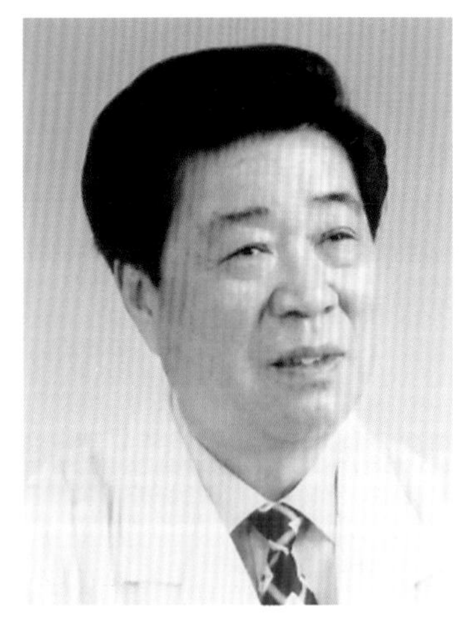

17. 方鹤松

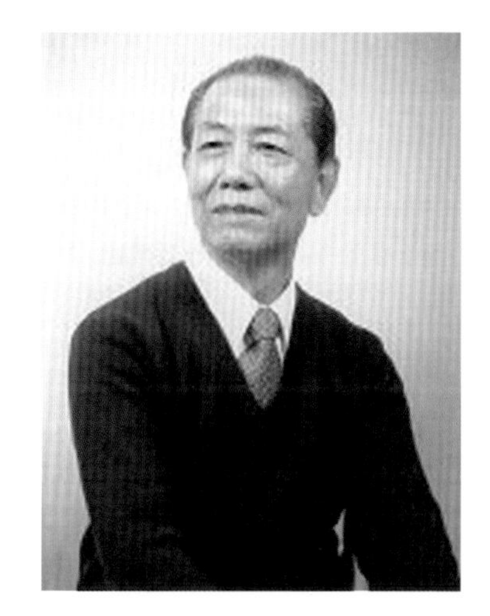

18. 周耀庭

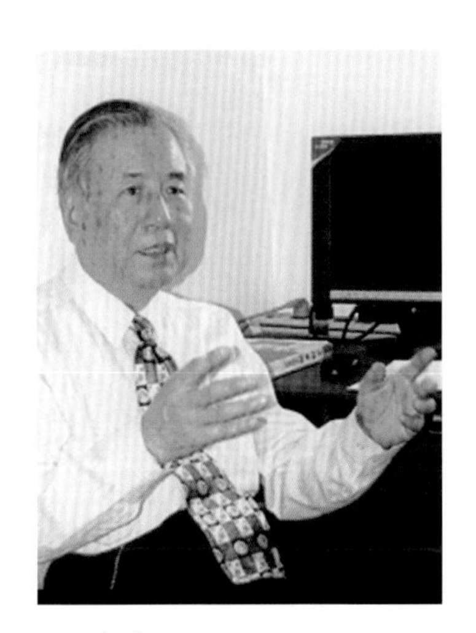

19. 李贵

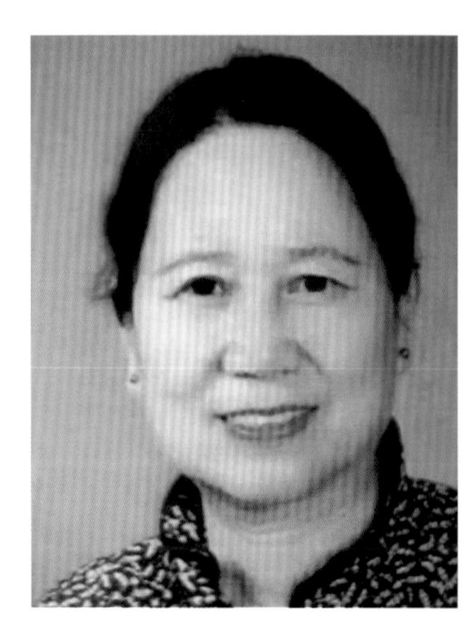

20. 邹治文

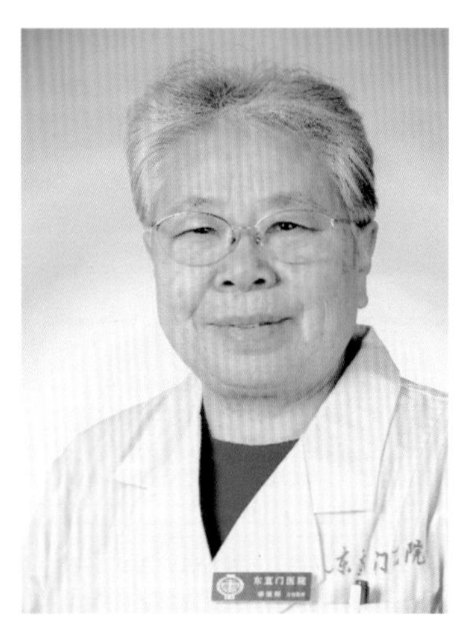

21. 李素卿

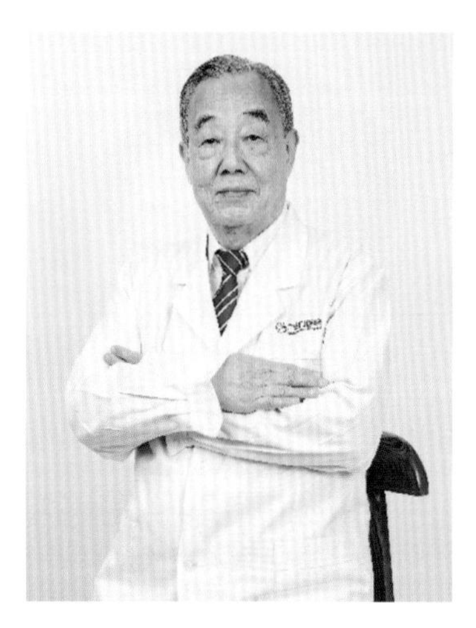

22. 卢志

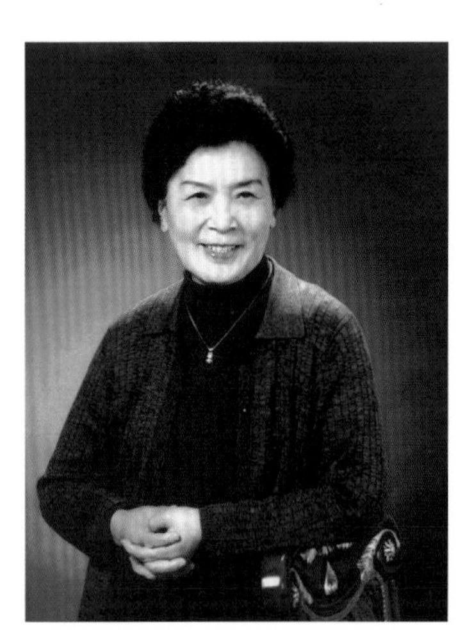

23. 肖淑琴

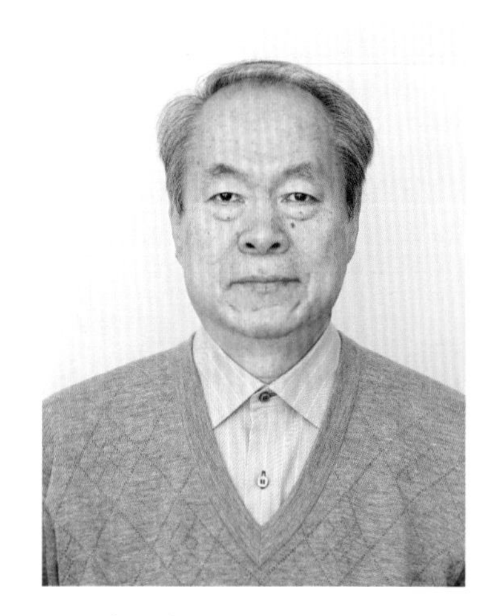

24. 陈昭定

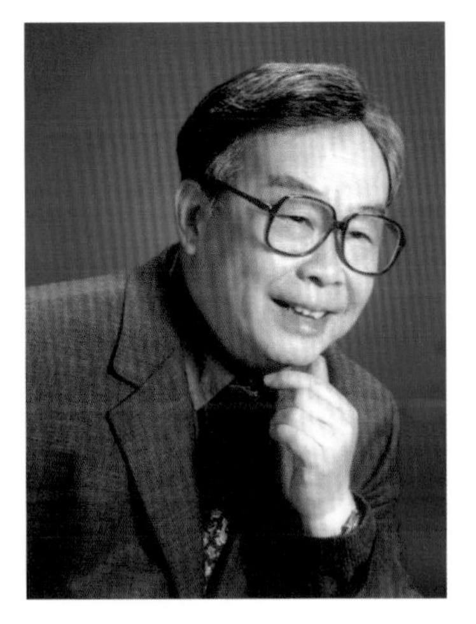

25. 王应麟

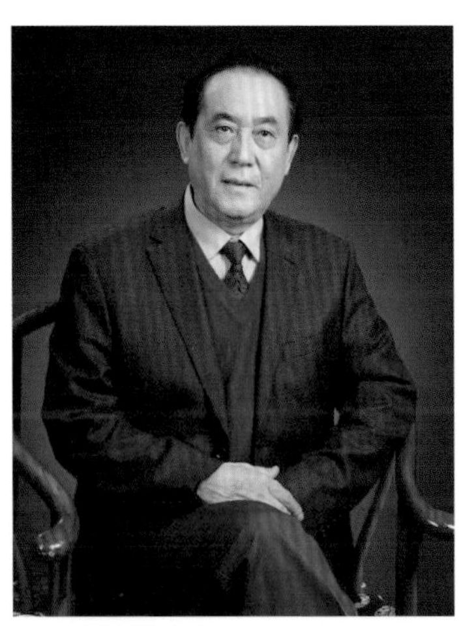

26. 安效先

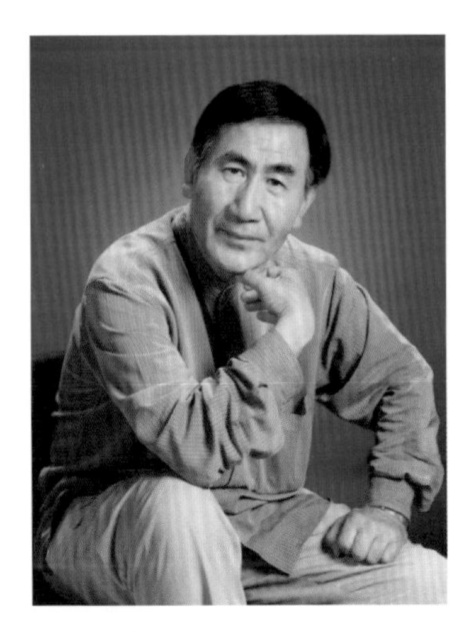

27. 佘继林

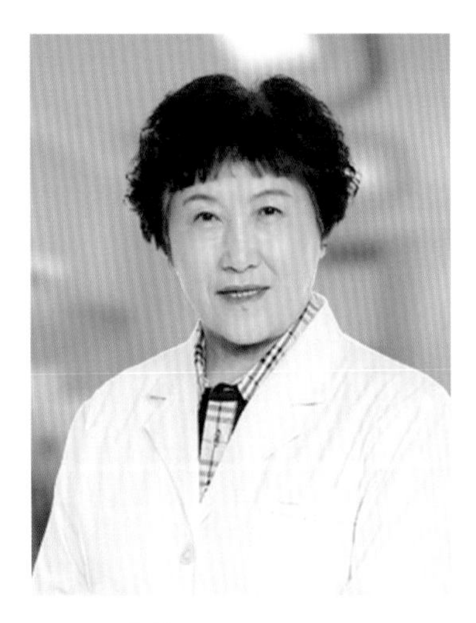

28. 王素梅

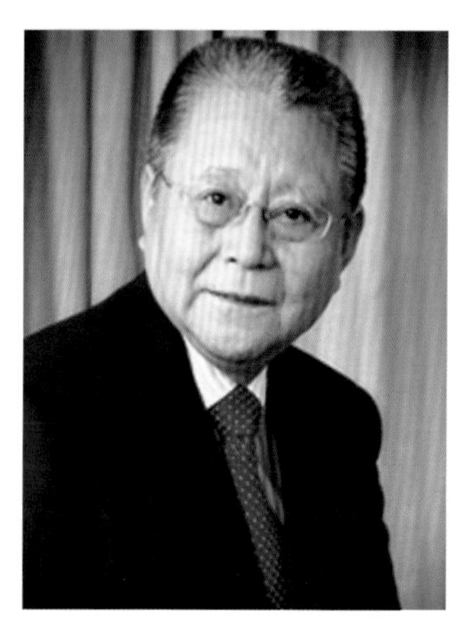

29. 徐荣谦

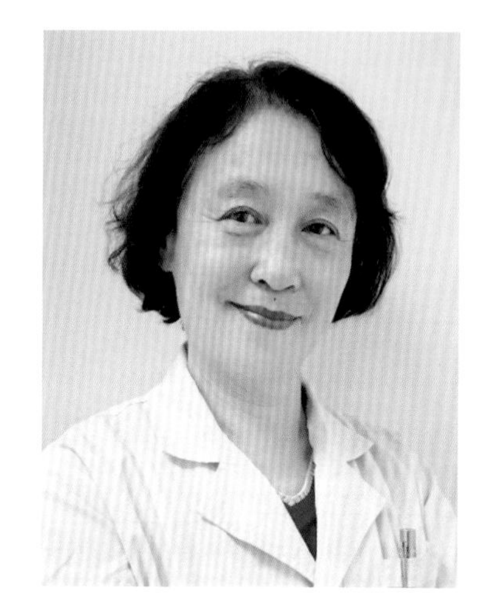

30. 石效平

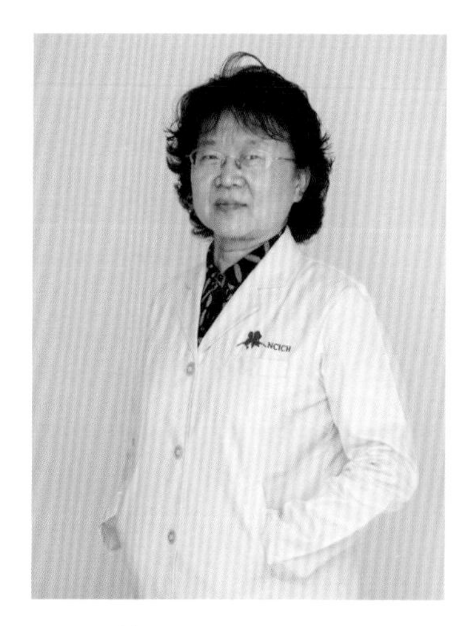

31. 闫慧敏

序　言

“燕京医学流派”是以北京地区中医名家为主体融合而成的地域性中医学术流派，尤其是清朝以后，明显的表现为以京城四大名医及其传承人的学术经验为核心，以宫廷医学为基础，以家族传承、学院教育、师承教育相结合为特点，以中医为体、西医为用的中西医结合特色。研究、挖掘、整理燕京医家的学术思想对于促进中医药事业的发展，造福人类具有重要意义。

“燕京医学流派”上溯金代，下迄当代，历史跨度800余年。在相当长的历史时期内，燕京医学既形成了鲜明的地域特色，又不断吸纳融会外地医学创新发展。燕京大地，人杰地灵，名医辈出，他们不仅医术精湛、医德高尚，深得患者信赖，且能广收门徒，著书立说，造就了一大批中医杰出人才。燕京地区的医学流派主要有为皇室及其贵族看病的御医派、传统师承家传模式下形成的师承派、院校教育培养出来的学院派。随着社会的发展和时代的变迁，当今“燕京医学流派”逐步向中西医汇通方向发展，各学术流派的传人大都是熟知现代医学理论的中医大家。

尽管有众多前辈对燕京医学的某一分支做了大量的研究，但是业界对于燕京医学学术特色、代表性医家医著的研究尚缺乏统一性和全局性的共识，对于各流派代表性传承人及传承谱系的梳理也不够全面系统。随着在世的老中医越来越少，关于传承的第一手资料逐渐消失殆尽，对于老专家学术资源的挖掘整理显得尤为紧迫，属于抢救性保护工作。

2019年，在北京市中医管理局的大力支持下，“燕京流派传承研究项目”立项，由首都医科大学附属北京中医医院具体组织实施。医院领导非常重视该项目，专门成立了“燕京流派创新性传承拳头工程”工作组，由刘清泉院长担任组长、刘东国副院长任副组长，项目办公室设在北京中医医院医务处。同年，医院进行分项目遴选，对入选的分项目展开了专业、专家、专著、技术和药物的研究。同时，医院统一组织各分项目对全国著名中医学术流派进行了实体考察，经过数次会议论证，各分项目逐步形成了研究燕京医学学术流派的思路和方法，燕京医学系列丛书书目申报也相应完成。各燕京医学学术流派研究小组开展了文献检索、实地调查、专家采访、资料整理等工作，在尊重历史、务求真实的基础上对燕京医学的学术特色进行了深度挖掘。

经过一年多的辛勤劳动，凝聚众多编者心血的《燕京医学流派传承系列丛书》终于要与读者见面了。总体上来说，本套丛书具有以下特点：

一、丛书由一整套书籍组成，各分册既可以独立成册，又具有内在关联性。丛书分册由北京中医医院各专科主任负责牵头编写，代表了本专科的最新研究成果和燕京医学的学术特色。

二、丛书资料务求真实。由于时间仓促，在时间维度上，研究范围不能够完全涵盖每个历史时期，尤其是金元以前燕京地区医学的发展情况还有待继续深入研究。

三、丛书内容力求公正。各流派谱系梳理过程中，尽量收集多方资料，保证真实准确，避免闭门造车和门户之见。

四、丛书中借鉴了很多前辈及同行的优秀研究成果，具有兼容并蓄的特点。

本套丛书的编写得到了北京市中医管理局、北京中医药大学、中国中医药出版社等相关单位及领导、专家的大力支持，同时借鉴了很多前辈的研究成果，在此一并表示感谢。由于丛书编写时间紧、任务重，编者都是临床一线医务人员，仓促之中难免瑕疵，敬请同行批评指正。

北京中医医院燕京医学学术流派研究办公室

2021年10月

前言

燕京，指现在的北京。战国七雄中燕国因临近燕山而得国名，其国都称为“燕都”。北京位于华北平原的西北边缘，背靠燕山，毗邻天津、河北，是一座有三千余年建城史、一千余年建都史的历史文化名城，辽、金、元、明、清、中华民国（北洋政府时期）等均曾在此定都，成为自元明清以来的政治文化中心。

悠久的历史以及国都的特殊地位，使得全国各地的名医不断汇聚于京城，名医荟萃，医家辈出。有专在宫内供职的皇家御医，也有为官府服务的医官，更有为普通百姓诊治疾病的民间医家，逐渐形成了独具特色的燕京医学并传承至今。新中国成立以来，在党和政府的重视关怀下，大型中医院校及公立中医院不断建立，使中医得以发扬光大，更多的中医药人才如鱼得水，取得了丰硕的成果，从而奠定了以燕京地理、自然环境为基础，以官廷医学、家族传承、学院教育和师承教育为特色的医学体系，最终形成了独特的燕京医学流派。

特别是近30年来，在国家中医药管理局及北京市中医局的指引下，老中医药专家学术经验继承、老中医药专家室（站）等工作不断开展，挖掘、传承了多名燕京流派老中医的学术思想和临证经验，培养了大批优秀人才，使中医药传承工作更上一层楼，使燕京医学流派根深叶茂。基于此，我们将近百年来活跃于北京的儿科名老中医的生平简介、学术思想、传承脉络、临证经验进行收集整理，按照年龄排序编纂成书，分为《燕京儿科百年传承》和《燕京儿科名老中医临证精要》两册，将燕京医学流派儿科体系独特的学术观点和临床用药展现于世，方便青年医生不断汲取老一辈名中医的精神力量和学术精华。书中对每位名家传承谱系中被国家或医院认可的高级职称学生或徒弟也一并进行了简介，以彰显传承之成就。

感谢老中医药专家做出的巨大贡献，他们的榜样作用将不断鞭策后来者奋勇向前！作为燕京医学流派的传承人，我们将凝心聚力、传承创新，共创中医药事业的辉煌！

编　者

2022年2月

目 录

孔伯华

一、生平简介

孔伯华（1884—1955），山东曲阜人，孔子第七十四代后裔，是我国近代一位具民族气节的中医学家和中医教育家，京城四大名医之一。从早年任职外城官医院医官，到与萧龙友先生一起创办北平国医学院，再到新中国成立后上书毛泽东主席倡议建立中医学院，他为我国中医事业的发展做出了杰出贡献。孔伯华在临床及学术方面都有很深的造诣，擅长治疗温病，由于善于运用石膏，人们又称其为“石膏孔”。新中国成立后历任中国人民政治协商会议第二届全国委员会委员，卫生部顾问，中华医学会中西医学术交流委员会副主任委员，北京中医学会顾问等职。

二、学术思想

1. 对湿热病的病因病机、症状证候、治则治法有独特的认识

孔伯华先生说：“病人中湿邪兼热致病者，十常八九”，认为脾湿与肝热是湿热病的主要病理基础，并形成了“湿热彰盛”的湿热病学说。在湿热为患的表现方面，孔伯华先生尤重视舌

苔脉象的诊察，他认为脉弦、滑、数及舌苔白腻、黄腻、厚、垢均为湿热所致，治疗上采用“热者清之，湿者化之”的基本大法。

2. 善用生石膏治热证

孔伯华先生认为石膏一药性凉、微寒，无毒，烦躁、喘、渴、呕逆用，外感、内伤杂病用，实证、虚证用，男人、妇人、小儿也用。总之，凡遇热证即放胆用之，功同金液，能收意外之效。

3. 开辟了桑寄生临床新用之先河

孔伯华先生认为桑寄生有清疏芳解、化湿开窍、平降气血、豁痰息风、开闭通络、镇静安神、散结肿、强筋壮骨止痹痛的作用，因此他对桑寄生临床应用广泛，用量独特，配伍精当，对桑寄生的运用昌发古义、推陈出新。

三、学术成就

孔伯华先生在临床及学术方面都有很深的造诣，为京城四大名医之一，由于擅长治疗温病，尤善于运用石膏，人们称其为“石膏孔”。孔伯华先生在熟谙经旨的基础上，结合自己的临床经验，把温病学说推广到杂病的治疗中，并形成了自己独特的创见。著作有《传染病八种证治晰疑》《孔伯华医集》等。

四、学术传承

从略。

金厚如

一、生平简介

金厚如（1896—1977），字允明，河北省河间人，师从清廷御医李春沂、张贵廷。新中国成立后，曾任唐山市卫生工作者协会副主任、路南区分会主任，1956年当选唐山市人民代表大会代表、政协常务委员。1957年应北京儿童医院邀请创办中医科病房，任中医科主任。

二、学术思想

1. 提倡中西汇通

金厚如熟谙中医经典理论，但并不拒绝西方医学，而是积极提倡“中医应首先努力学习，不断探索、发掘、提高，并将自己的经验与前人的成果传予西医”。他认为“西医学中医，关键是应掌握中医的理论体系与辨证方法。那种只学药、不学医，只求验方、不究医理的方法，只能对症施方，不能辨证施治，法不可取……西医学过中医的，应进一步学习其辨证方法，并与用药结合起来。在临床工作中，对于一切疾病，脉、因、证、治要清，理、法、方、药要明，逐条总结经验，日久自能贯通”。他还说，病房是系统地进行观察提高的重要基地，不论成功与否，都要对病例进行总结。中医如能帮助西医掌握中医的学术理论与辨证方法，对于中西医结合、创造祖国新医学派，将大有裨益。

2．总结小儿温病的治疗

金厚如师从御医，熟读经典，潜心研究，结合临床，首次提出小儿温病的概念，并总结概括出小儿温病的发病特点与治法方药。他认为小儿温病具有易感、传变快的特点。尽管温病的辨证分卫、气、营、血的不同，但因小儿“易寒易热，易虚易实”，且属“稚阴稚阳”之体，因此“外易被六淫之邪所侵，内易被饮食所伤，患病后化热快，传变迅速”，层次阶段划分并不十分明显，营血分症状出现较早。因此，治疗时宜采用扶正祛邪的方法，无论选用经方或时方总应以保护胃气、固护阴津为要旨，不应大剂寒凉，也不应重剂温补。初起应辛解达邪；若病邪留连不去，耗伤阴分，治当养阴退热；若病久阴虚，阳偏盛者，则应滋潜固下。

3．重视儿科剂型改革

金厚如针对患儿服用中药汤剂困难的实际情况，将传统的散剂加以改革，并结合自己的临证经验，创制、改良成量少效宏、味淡易服的各种散剂57种，合剂28种。用药量少，既考虑到小儿服药困难的特点，又能节省药源。同时，散剂是用生药直接研粉服用，不经蒸煮熬煎，能保持中药原有性能。此外，散剂便于储存携带，使用方便，价格便宜，效果明显，符合小儿用药的要求。

三、学术成就

《金厚如儿科临床经验集》一书是其学术思想和临床经验

的代表性著作。金厚如一生带徒多名，将他的宝贵经验传给了后人，为中医儿科事业做出了积极的贡献。

四、学术传承

金厚如学术传承人包括金庆荣、吕秀香、李桂茹、王春莲等。

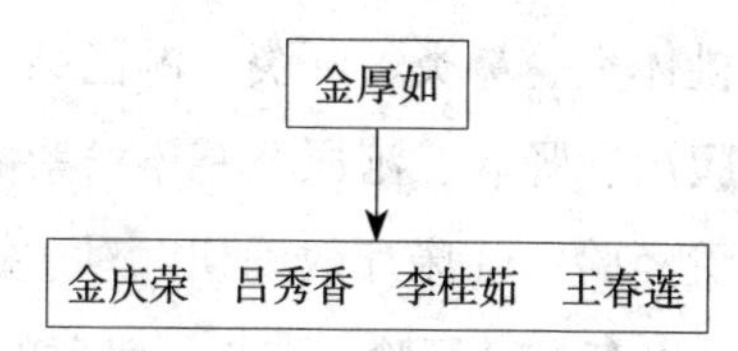

1. 金庆荣

金庆荣（1935.1.26—），女，金厚如女儿。大学毕业后，担任中学教师工作。后因金老身体原因，从学校辞职，抄方侍诊金老左右，4 年后到北京儿童医院中医科工作。在工作中，以学习、总结、梳理金老的学术经验为主，同时也学习北京市其他名老中医临床经验，工作认真负责，兢兢业业。

2. 吕秀香

吕秀香（1942.5.14—），女，1960 年中学毕业后，参加北京市卫生局举办的名老中医学术经验继承学习班，拜金厚如为师。学习 4 年后，以优异成绩毕业，至北京儿童医院工作，继续跟随金厚如学习，很好地继承了金老的学术经验，临床效果好，深受患儿家长好评。同时，她也注重学习其他名老中医的学术经验，灵活运用于工作中。

3. 李桂茹

见刘韵远传承谱系。

4. 王春莲

王春莲（1954.4—），副主任医师，1980年毕业于首都医科大学中医系，毕业后一直从事中西医结合儿内科的临床、科研、教学等工作，曾经在核心期刊发表论文10余篇，并参与《儿科疑难杂症100例》《小儿常见病的治疗与护理》等书的部分编写工作。参加了腹泻病、溃疡病等消化系统疾病的科研工作。对发热、咳嗽、扁桃体炎、鼻炎、咽炎、淋巴结炎、胃炎、消化性溃疡、腹痛、腹泻、肾病、泌尿系感染、紫癜肾炎、遗尿等病证有多年的宝贵经验，临床疗效确切。对过敏性紫癜、湿疹等皮肤病的治疗，也有丰富经验，取得了满意的治疗效果。

祁振华

一、生平简介

祁振华（1899—1969），字文佩，北京市人。1915 年拜师学习中医，1923 年取得医师资格，设诊所于西单报子街。1931 年时，在京城已颇有名望，前来求医者门庭若市，应接不暇。曾任职于东北某慈善机构。1956 年 4 月，北京市卫生局组织开业中医时，他被分配到北京市公共卫生局中医第二门诊部（骑河楼），同年 5 月担任北京中医医院首届儿科主任。曾任全国中医学会理事、北京中医学会儿科分会主任委员。1960 年由全国总工会、共青团中央、全国妇联及中国人民保卫儿童全国委员会联合评为全国儿童工作先进代表，授予“儿科专家”称号，由国家副主席宋庆龄亲自颁发了奖状。

二、学术思想

1. 注重整体观念，辨证确切，提出多层次的表里论、细致化的虚实论

祁老将表虚之证分为本虚、一时之虚、里虚三个层次；将表里之“表”，依次分成皮表、表位、肌腠、腠理，并从这一理论出发，在临床外感用药中，筛选相应药味，对应来解各层次

的外邪侵袭。

祁老认为虚实也是矛盾相对应的两个方面，病邪发展或进或退，正气不是固定不变的。如肺炎由实证、热证转化为虚证、寒证，是一个由渐变到突变，并由量变到质变的过程，临床上可以从患儿的神志、体温、面色、呼吸的状态（频率、是否有喘憋）、汗出情况、脉象来进行辨认掌握。对于疾病危象之辨证，必须随病情之发展进行动态分析，并须见微知著，当机立断，正气由虚证转见脱败的征兆时，务必及时救逆固脱，不必等待危象毕露，以免贻误时机。

2. 注重治病求本，重视“消除隐患”

祁老强调临床必须辨明主次，审机求因，分清标本。如对风寒咳嗽的诊治，认为上呼吸道感染属中医的外邪客于会厌，是咽喉及气管上口受邪，此时病邪未曾入肺，咳嗽虽然剧烈，但治宜清解苦降利咽即可，不宜过用清肃肺气的药物。痢疾之初需急则治标，治以化滞止痢之后，再予调和脾胃；对于小儿久泻脾虚，必予以补脾胃益中气，使内伤得复；表虚易感儿在解表之后，予以益气固表之剂，以期不再复感；小儿哮喘，要在哮喘缓解期进行补肺和培补元气治疗，以期从根本上改善患儿体质，并获得理想的治疗效果。

3. 临床用药配伍精炼，强调药少力专的组方配伍思想

祁老临证用药，处方组合严谨，具有药味少力专的特点，犹如古方，每个处方仅有 5 ～ 7 味中草药，药味剂量轻重分明、重点突出，击中要害。他强调，治病时要探索病本，抓住关键，判明虚、实、寒、热，用药不能过于庞杂，用药如用兵，既要掌握药物本身性能，又要掌握其配伍、作用之大小及利弊之权衡。

4. 积极致力于中药剂型的改革

中药煎剂多味苦且量多，小儿服药尤为困难，因此祁老积极投身于中药的剂型改革，自拟清肺饮、止嗽化痰定喘丸、鹅口散、健脾粉、益肾丹、肥儿粉、清宫粉、红雪丹等，临床得到广泛应用，为北京中医医院的院内制剂的发展做出了重大的贡献。

5. 支持中西医结合治疗

祁老认为，中医与西医虽属于不同的理论体系，但是在救死扶伤、保障人民健康的理念和目的上是一致的，所以二者应该、也可以结合起来，在中西医结合发展的道路上，各自扬长避短，以科学的态度和实事求是的精神求同存异，为推进中国医学事业的长足发展做出贡献。

三、学术成就

祁老曾发表“小儿肺炎辨证用药的经验介绍”“治疗小儿传染性肝炎的经验介绍”“治疗小儿风寒咳嗽、哮喘的心得”“小儿消化不良的论治”等论文，并与杨艺农等合编《中医儿科集萃》。在教学方面祁老总是诲人不倦，不仅对自己弟子，即使是外院、外地、外国来学习进修的学员也是如此。其学生邵慧中将祁老经验进行整理并出版了《祁振华临床经验集》一书。

四、学术传承

祁老主要学术传人有张世杰、邵慧中、段凤舞、温振英。

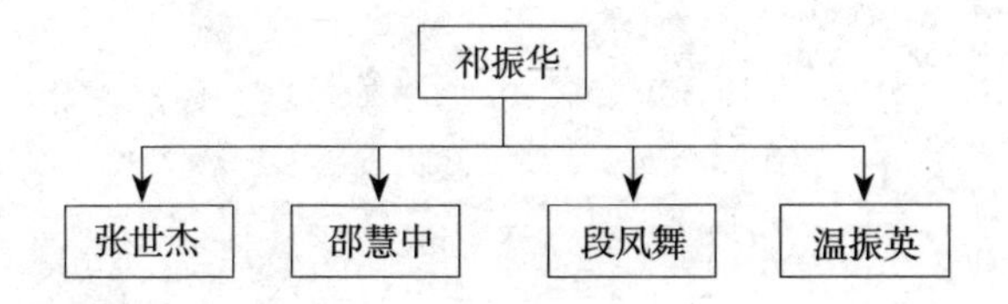

1. 张世杰

张世杰（1919—1989），男，北京市人。张先生出身于中医世家，自幼受家庭熏陶，随父学医多年，并于1938年考入北京华北国医学院系统学习了中医理论和各家学说。毕业后于1942年随父在河北怀来县行医，1949年进京开业行医。新中国成立后，1952年考取卫生部主办的中医研究班，入北京医学院（现北京大学医学部）医疗系学习，1957年毕业到北京中医医院工作，任医师至主任医师。曾任北京中医学会儿科分会委员。

曾发表“对传染性肝炎的探讨”“对热泻治疗体会”“咳喘的证治体会”“在临床运用大黄的体会”“张世杰治疗小儿久咳经验”等学术论文10余篇，参与编写《中医谈食物保健》一书。

2. 温振英

详见后文介绍。

3. 邵慧中

邵慧中（1933—2014），女，江苏苏州市人。工作于北京中医医院儿科，曾较长时间跟随祁老学习，为祁老的高徒。她较全面地继承了祁老的医术风格，撰写了《祁振华临床经验集》，内容丰富详实，真实再现了祁振华老先生的学术思想及临证经验。在儿科工作之余，也曾跟诊王为兰、关幼波老先生抄方学习。工作期间曾发表论文20余篇，内容涉及呼吸、消化等多系统疾病。

杨艺农

一、生平简介

杨艺农（1900—1969），字育才，山东省乐陵县人。其父杨纳庵及其伯皆业医。杨艺农自中学毕业后，即随其父学医，1923年正式行医。1951年进入北京市预防医学班学习，同年进入北京市中医进修学校学习，毕业后于北京市公共卫生局第一中医门诊部工作，1956年调入北京中医医院儿科工作。曾被选为东城区人大代表、区政协委员。杨老誉满京城，在北京东城一带有“小儿杨”之称。

二、学术思想

1. 提出治疗时邪之“六法”“六禁”

“六法”指解表、清热、解毒、开窍、缓下、养阴六种治法，贯穿于外感发热性疾病的整个病程，杨艺农老先生从疾病的不同阶段、不同层次、不同兼证等方面进行辨证论治。在上述六法的基础上，杨老又提出了“六禁”，指禁发表太过、禁养阴太过、禁香燥散气、禁过用寒凉、禁峻泄伤正、禁温补助邪。实践证明，上述学术思想对儿科临床治疗有较好的指导作用。

2. 主张用药时顾脾胃，忌蛮补

小儿生理特点为脾常虚，因而脾胃疾病常见，杨老认为调治小儿脾胃，虽“脾虚为本”，但仍需调理为主，贵在健运，药宜中和，而不能一味蛮补，否则易导致药重难耐，滞而不化。杨老认为医者临证用药，除针对病情外，亦须择药味纯正之品，或佐以芬芳快胃之品，如此则病去而胃气不伤。在治疗疾病时，杨老常药食并举，他对患儿不仅重治，而且重防，并亲自指导护理、喂养、服药方法，尤其是对消化不良患儿，更是配合变食疗法，指导家长科学喂养。

3. 结合临床实践谈药识新解

杨老师古而不泥古，善于独立思考，抒发己见。他认为对于中药的认识需溯源识流，并紧密结合临床实践，这样才能更好地识药用药。如桑皮一药，为古方泻白散之组成药味，吴鞠通对于外感咳嗽最反对用桑皮、地骨皮，谓桑皮之性下达而坚结，由肺下走肝肾，能引邪入于肝肾之阴，著有“泻白散不可妄用论”一文，载于《温病条辨·杂说》中。杨老则认为，桑皮甘辛而寒，泄肺热，理嗽祛痰，为肺热咳嗽及一般咳嗽对症之药。他本人用桑皮治咳不下四十年，功效卓著，未见流弊（吴鞠通只举一例）。他提出研究医术，对古人言论，须从实际临床细心体会，积累经验，得出正确结论，若偏信一家一言，一味盲从，足以妨碍学术之进步。所谓尽信书则不如无书，此类是也。

在中药的炮制上，杨老认为药物见火变性为必然之理，故很多药物不宜火炒，如阿胶不可炒珠，并引《吴医汇讲》中所选薛一瓢所云：“长沙夫子用阿胶，何曾云炒，后人画蛇添足耳，阿胶之用为济水伏流也。炒之济水何在哉！试观仲景黄连阿胶汤，胶艾汤等方，皆于他药煎好时入胶令烊化，从无用炒珠者。”他根据以上所论认为，一般阴药如芍药、当归等皆不宜见火，对大黄也主张生用，不宜炒熟，认为生大黄才能够荡涤肠胃燥结而除瘀热，推陈致新，仲景承气汤等方大黄皆生用，不宜炒熟。

三、学术成就

杨艺农老先生熟读《黄帝内经》《伤寒论》《金匮要略》《温病条辨》等经典著作。他虽以儿科为专长，但对《伤寒论》精心研究，极力推崇，在诊余之暇，撰“伤寒论管窥千条”。多次在本医院、医学会等处讲授黄疸、消化不良、痢疾、乙型脑炎、伤寒、儿科特点等课，并在《中医争鸣》等杂志上发表过“关于中药炮制问题的几点意见”“从伤寒十七方来体会人参的性味及应用”“夏季中暑及吐泻的分析和治疗”“论乙型脑炎”等多篇学术论文。1964年将个人论文20余篇油印成册，取名《医学答记》（未公开刊行），赠送同道。书中既论病，又论方，并对《伤寒论》的特点提出自己的见解。其中“论小儿肺炎”“论麻疹的辨证治疗”“论小儿咳嗽的辨证论治体会”“关于发热疾患辨证用药的几点体会”“婴幼儿消化不良的治疗经验”“论乙型脑炎”等六篇论文，选入北京出版社1980年出版的《北京市老中医经验选编》一书中。曾与祁振华等合编《中医儿科集萃》（北京中医医院铅印）。另有《医学札记》三卷及《医学札记续编》手稿，收录医话、医论10余篇。

四、学术传承

杨艺农主要学术传人有胡子葵、吕敏华、罗馨斋、张世杰、温振英。张世杰简介见祁振华学术传承人，温振英简介见后文论述。

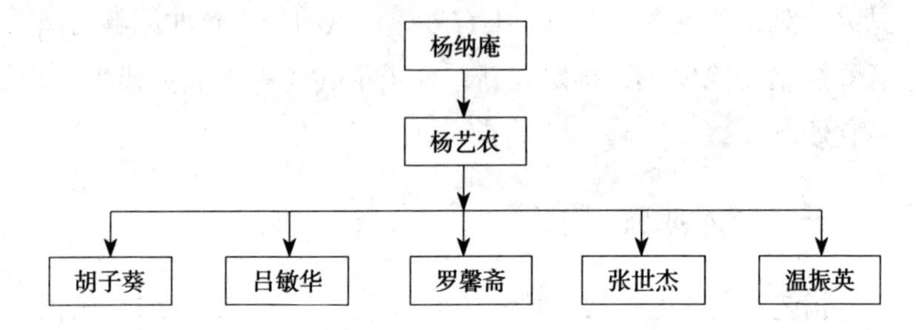

冯泉福

一、生平简介

冯泉福（1902—1989），满族，北京市人，为冯氏捏积疗法第 4 代传承人，群众亲切地把冯氏医家称为“捏脊冯”。其父冯沛成精通祖传捏脊术，又善祖传冯氏化痞膏及冯氏消积散的炮制。1923 年冯泉福正式随父在家系统学习冯氏捏积疗法和冯氏口服消积散和冯氏化痞膏药的炮制。1926 年在其父冯沛成的倡导下，冯氏医家正式在北京西城区众议院夹道 4 号的住所内对外应诊。1956 年在北京中医医院建院之初，受医院之邀后关闭自家诊所，毅然投入到公立医院的医疗卫生事业，将家传秘方无私奉献给国家，服务于更为广大的患儿。

1983 年，冯泉福被推选为北京市少年儿童先进工作者，1985 年在“北京市统战系统为四化服务先进集体和先进个人代表表彰大会”上受到表彰。还曾被选为西城区第二、三届政协委员，西城区第三届人民代表大会代表，东城区第四、五届政协委员。曾任中华中医药学会北京分会理事、顾问及儿科专业委员会理事、顾问。

二、学术思想

冯泉福老先生继承了家传的“冯氏捏积疗法”，并公之于众，使之广为传播。该疗法手法独特，疗效卓著。

1. 遵经络学说，重脏腑辨证

冯氏捏积疗法是以中医经络学说作为理论，以脏腑辨证为原则，通过捏拿小儿的脊背，振奋督脉阳气，刺激足太阳膀胱经的脏腑俞穴，治疗小儿疳积的一种手法。冯老指出“督脉主一身之阳”，为“阳脉之海”，鼓动督脉的阳气，可以推动全身气血运行，从而达到治疗疾病的目的。

冯老在长期的临床实践中，根据施术的经验和体会，总结出一套治疗小儿疳积的手法以及背部足太阳膀胱经脏腑腧穴的归属规律，通过重提患儿背部的脏腑俞穴，达到调和脏腑功能的治疗作用，并提出“病重者重提，病轻者轻提”的治疗原则。

2. 重视施术的基本功训练

冯氏捏积疗法是施术于小儿背部的手法治疗，它要求术者要有足够的体力和指力。冯老在临床和教学中，重视、强调施术时体力和指力的重要性，并要求施术者平时要练好基本功，施术时手法轻快、连续、有力，不能由于指力不足而出现松脱现象。练习施术时要求一直到肩部出现酸痛，才能达到锻炼指力的目的。

3. 手法独特，重视脾肾

冯老经过多年的潜心研究，将冯氏捏积手法分解成推、捏、捻、放、提、揉、按七种手法，易于掌握；且采用二指捏脊，力量更强。捏脊重点在升阳补脾，在捏脊治疗之末揉按肾俞则重在益肾，充分显示了对人体先后天肾脾的调补作用。

4. 内外并用，提高疗效

冯氏捏积疗法不仅有独特的捏脊手法，同时在推拿操作的过程中配合口服化积散、外敷化痞膏，荡涤肠胃宿积，行气活血化滞，内外并用，局部与整体治疗相结合，临床取得更好的疗效。

三、学术成就

1978年北京中医医院儿科运用捏积疗法对51例疳积患儿进行临床疗效观察，并利用木糖试验对小肠吸收功能的改善进行了实验室检测。结果表明，冯氏捏积疗法对患儿小肠的吸收功能有明显的改善作用。1980年9月，论文发表于《中医杂志》，并获北京市科研成果三等奖。其后又进行了捏积疗法对疳积患儿胃泌素分泌功能的观察试验、捏积疗法对疳积患儿尿淀粉酶活性影响的观察试验等一系列研究，并撰文分别发表于1981年7月《中医杂志》和1983年第九期《北京中医》杂志。这些科研工作的顺利进行与冯老的积极支持、密切配合是分不开的，体现了一位老中医高瞻远瞩的博大胸怀。

四、学术传承

曾跟随冯老学习的有王俊武、吴栋、翟士翠、马殿忠等人，他们跟随冯老诊疗时间均长达5～10年之久。佘继林跟随冯老学习，将冯氏捏积疗法制成录像并出版书籍流传下来。

1. 佘继林

详见后文介绍。

2. 吴栋

吴栋，男，主任医师。中国农工民主党党员。从事中医药教学、临床工作40余载。先后师从冯泉福、滕宣光、陈中瑞、邵慧中、吕敏华等众名家，集众家之长，尤其对儿科常见病及各种杂症有独到的见解，积累了丰富的临床经验，疗效显著。擅长治疗急、慢性气管炎、支气管炎，哮喘，过敏性鼻炎，慢性咽炎，急慢性胃炎，功能性消化不良（厌食、便秘、腹泻），婴幼儿湿疹，性早熟，青春期痤疮，以及咳久顽痰不化、反复呼吸道感染、多动症、遗尿等杂病。

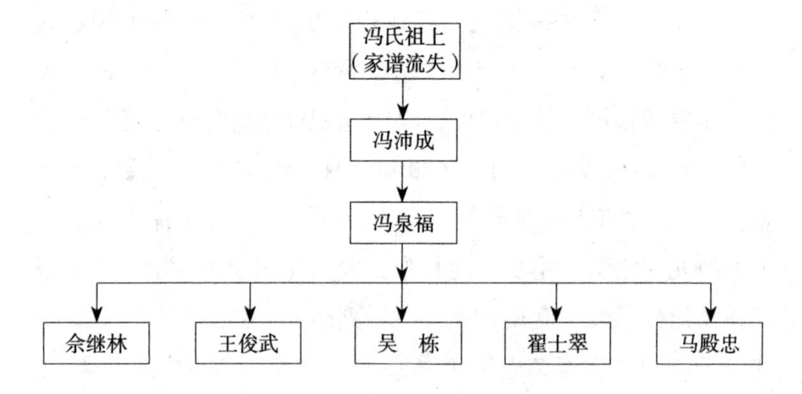

赵心波

一、生平简介

赵心波（1902—1979），名宗德，北京人，曾任中国中医研究院（现中国中医科学院）西苑医院儿科主任、中国中医研究院学术委员、中华医学会儿科分会理事、北京中医学会理事。赵心波出身于中医世家，1914年曾在北京安定门馀庆堂药店学徒，2年后师从清末名医王旭初、针灸名医刘睿瞻，1918年考入京兆医学讲习所，由张愚如等师指导，1920年毕业。1921年在北京市西城区挂牌行医，精通各科，后专擅儿科。1955年卫生部组建中国中医研究院，赵心波在其成立后调入西苑医院工作。1968年赴山西稷山中医研究院农村疾病研究所工作，1971年调回北京，时任中国中医研究院西苑医院儿科主任。

赵心波教授从医50余载，身为中医，尊重西医，主张中西医结合，与新、老中西医密切合作，治愈了不少疑难重症，积累了丰富的经验。尤其擅长小儿科，对儿科癫、狂、惊风、痿症等均有独到见解。赵老勤求古训，博采众方，熟读《黄帝内经》《难经》，汲取金元诸家之精华，《温病条辨》倒背如流，功底深厚，在临床实践中得心应手。尊古而不泥古，辨证施治见解独到。临床疗效显著，深得病家爱戴与信任。

二、学术思想

1. 卫气营血辨证与脏腑辨证结合诊治小儿肺炎

赵老认为小儿肺炎辨证论治既要掌握温热病的规律，又要结合脏腑辨证特点，不可拘泥一格，但要抓住重点。赵老认为“热毒”和“气阴”是肺炎正邪交争的两个方面，治疗上要紧紧把握“热毒”的变化（传变规律）和“气阴”存亡进行辨证论治。在热盛气阴不衰的情况下，治疗时应清热解毒、益气养阴并用；在热盛气阴将竭的情况下，首先补气、回阳救逆，病情稳定后，还必须清热解毒，有一分热邪就要清解一分，不留后患，如果热退正虚，则以扶正养阴为主。

2. 重视脾胃

赵老在治疗上重视脾胃，拟壬金散、健脾散、清解丸等药。儿童脾胃虚弱，易患消化不良，消化不良以腹泻为特征，赵老根据消化不良的证候特点，将此病分为伤乳泻、伤食泻、风泻、洞泻、惊泻、热泻、寒泻、暑泻、疳积泻等9类。调整小儿消化功能的过程，赵老认为应以消导通滞法为主，忌滥用补法，常用药物是小儿百寿丹、小儿健脾片等。

3. 从风痰论治癫痫

赵老擅治儿童癫痫，推崇“治风先治血、血行风自灭”，认为治疗癫痫一定要抓住清痰、逐痰、平肝息风、镇痉止搐等法。将癫痫分为胆火、痰热、惊搐和正虚等4型，常用方以钩藤饮加减，常用成药有定搐化风锭和医痫无双丸（原方分别见王肯堂《幼科证治准绳》和沈金鳌《杂病源流犀烛》）。

三、学术成就

赵老注重摸索疾病的治疗规律，善于以温病学理论指导治疗小儿传染病与发热性疾病，在治疗神经系统疾病及调治小儿脾胃疾患等方面，多有独到之处。著有《赵心波儿科临床经验选编》《中医儿科概论》《赵心波医案》《常见神经系统疾病验案选》等书籍，至今临床仍广泛使用，并取得良好的效果。

赵老与赵锡武老共创加味金丸治疗痹证；与郭士魁老共研中药降压一号丸治疗高血压及诸风均有佳效。20世纪70年代初即促成中药针剂清肺注射液的研究，获中国中医研究院奖。赵老在多年临证基础上，自主研制了中成药，并将全部秘方献给国家，如清解丹、健脾散、壬金散等。

赵老是西苑医院儿科奠基人之一，收徒10余名，诲人不倦，对整个西苑医院儿科建设有深远影响，使西苑医院儿科成为医疗、临床、科研最早的中西医结合的儿科基地，在国内外享有一定的声誉。

四、学术传承

赵心波学术传承人有赵璞珊、杨萍、李连达、靖雨珍、闫孝诚、景斌荣、葛安霞等。

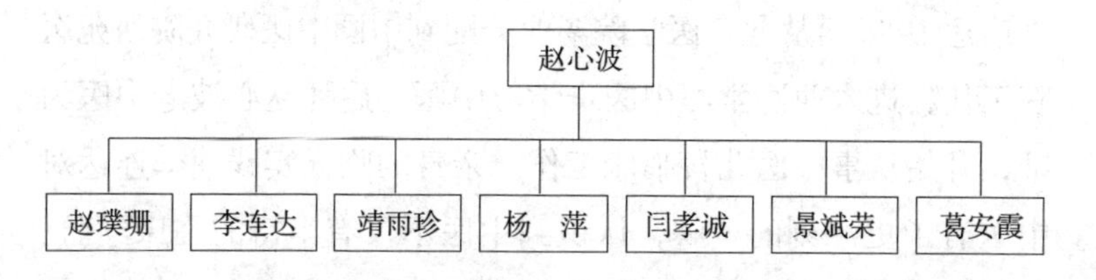

1. 赵璞珊

赵璞珊（1926—），男，北京人。曾任中国中医研究院研究员，学术委员，享受国务院政府特殊津贴。赵璞珊自幼随父亲赵心波学医，临床经验丰富。赵璞珊1949年毕业于北平辅仁大学，1949～1957年任《学习杂志》编辑。1957年后一直在中国中医研究院医史研究所工作，先后任助理研究员，副研究员，1981年任研究员。赵璞珊1971年参加武威汉代医简整理，1972年由卫生部委派与任应秋、耿鉴庭赴长沙从中医角度研究马王堆出土女尸保存问题，并参加女尸出土药物鉴定。1974年参加马王堆三号汉墓出土医学帛书整理，1985年任《中医人物词典》编委。1986年，卫生部主持编写《中国医学通史》四卷本，任编委和古代卷副主编。1988年任《中外名著大辞典》中医分卷主编。

赵璞珊著作颇丰，包括《中国古代医学》《谈汉墓中的白膏泥和木炭》《山海经记载的药物、疾病和巫医》《马王堆三号汉墓出土竹简〈十问〉著作时代初议》《西洋医学在中国的传播》《合信〈西医五种〉及在华影响》《陈垣先生和近代医学》等。

2. 李连达

李连达（1934—2018），男，辽宁省沈阳市人，中药药理学专家，中国工程院院士。李连达1934年出生在医学世家，祖父和父母亲都是西医医生，兄弟姐妹九个人中有七个是学医的。李连达1956年从北京医学院毕业分配到中国中医研究院西苑医院工作，进入西医学习中医班学习中医，后拜赵心波老中医为师，开始从事中医儿科临床工作。亲身的临床实践使李连达对中医有了更深刻的了解，认识到中医不仅有丰富的临床经验、良好的治疗效果，更有完整的理论和独具特色的学术体系，不仅擅长治疗慢性病及功能性疾患，对于疑难重症、感染性疾患及器质性疾患，也有好的疗效。

在麻疹流行的年代，很多患者合并腺病毒肺炎，病情凶险，病死率很高，多死于急性循环衰竭、呼吸衰竭、休克等急危重症。使用中药治疗最大的困难在于口服汤药起效慢，如果能把中药做成速效、强效的注射剂，这样在病人危急时刻就能争取到进一步治疗的时间，患者的生命就可能保下来。于是李连达教授产生了进行中医药实验研究的想法，目的在于把中药做成注射剂急救病人。1974 年在新任院领导严荣院长和齐雷书记的支持下，李连达教授开始走上了中医科研之路。他从事中医临床和基础研究 60 余年，20 世纪 80 年代，在国内建立动物和人的心肌细胞培养方法，并用于中药研究向全国推广，至今仍在国内普遍使用；90 年代，在卫生部领导下，负责制定了我国第一个中药药效学评价标准与技术规范，成为我国第一个官方认可的中药药效学评价标准及技术规范，迄今仍为全国执行的标准；2000 年以来，首创中药与自体骨髓干细胞经心导管移植治疗冠心病的新方法。

李连达教授把一生献给了中医药事业，曾获得国家科技进步一等奖、卫生部甲级科技成果奖、中国中西医结合学会科学技术一等奖等各级多项奖励，他培养硕士、博士、博士后等 50 余人，多人已成为中医药研究领域的学术骨干。

3. 靖雨珍

靖雨珍（1934—），女，汉族，出生于天津，曾为中国中医科学院西苑医院儿科主任医师。靖雨珍 1956 年毕业于北京医科大学医疗系，毕业后脱产参加卫生部举办的西医学习中医班，系统学习中医理论并进行临床实践两年半，后参加中医研究院西苑医院儿科临床研究工作，工作后拜名中医赵心波为师。对儿科疾病如肺炎、痢疾、小儿麻痹、心肌炎、肾炎、肝炎、癫痫等有深入研究，尤其擅治小儿肾病及肝炎。

靖雨珍1974年始担任儿科肾炎研究组组长，并参加北京市儿科肾炎协作组，总结出中医治疗肾炎九大法则。对急性肾炎不单从水肿论治，认为其中血压较高者病机以肝经湿热为主，治以清热利湿平肝之法，曾对203例急性肾炎病例进行临床总结及远期随访，论文发表在《中医杂志》，后被日本选用编入医师进修班教材，同时获西苑医院科技成果奖。采用滋肾和血法对肾炎长期血尿患者进行治疗也取得了良好效果。对肾病综合征减激素的患儿加用补肾阳药物能使减激素顺利进行。

1984年靖雨珍加入肝炎研究组担任副组长，对乙型肝炎进行深入研究，并加入全国儿科肝炎协作组。她认为乙型肝炎多为毒邪未尽、正气虚弱，采用清热解毒、滋补肝肾之法，攻补兼施治疗乙型肝炎可取得较好疗效，并研制出肝宝冲剂，深受患者欢迎。

4. 杨萍

杨萍（1927—2019），女，曾为中国中医科学院西苑医院儿科主任医师，研究员。杨萍1945～1947年于北京大学医学院学习，此后于白求恩医科大学毕业，后一直从事西医儿科临床工作。1955～1957年参加卫生部举办的西医学习中医班，师从中医名家赵心波老师，毕业后一直在西苑医院从事中西医结合儿科临床工作。在50多年临床及科研实践中皆采用以中药治疗为主、中西医结合的方法，取得了较好的效果。擅长呼吸系统及消化系统等疾病，如肺炎、哮喘、厌食、腹泻、肾炎、心肌炎、遗尿及其他疑难病，曾发表多篇论文，于院部存档。曾担任西苑医院肺炎课题组组长，对肺炎病例进行了长达十年时间的临床观察，年年有总结。与科内同志共同研制了肺 1 号、肺 2 号、肺 3 号等治疗肺炎的中药注射液，使中药治疗肺炎向前推进了一步。

5. 景斌荣

景斌荣（1937—），女，曾为中国中医科学院西苑医院儿科主任医师。1960 年毕业于北京医科大学儿科系，1966 年毕业于北京市第二届西医学习中医班，师从中医名师赵心波，对中医和西医均有较深的造诣。中国中医科学院第二届卫生技术系列正高级专业职称评审委员，《中华儿科杂志》第四、五届编委及第六届审稿专家，中国中西医结合学会儿科分会第二、三届学术委员，北京市医疗事故鉴定委员会委员。50 年来从事中西医结合儿科医疗、科研、教学等工作，对呼吸系统疾病、肾脏疾病及小儿疑难杂症等有较丰富的治疗经验。发表论文 20 余篇，出版专著 2 部，合著 10 余部。

6. 葛安霞

葛安霞（1948—），女，原中国中医科学院西苑医院儿科主任医师，师承于赵心波教授，后于西苑医院工作。对急性呼吸道感染，反复呼吸道感染，久咳，久泻，厌食，便秘，腹痛，呕吐，营养不良，急、慢性泌尿系感染，急、慢性肾炎，肾病，心肌炎，过敏性紫癜，抽动症，夜惊等小儿常见病有丰富的临床经验。亦对疑难杂症有一定的临床经验。

王鹏飞

一、生平简介

王鹏飞（1911—1983），字勋，北京市人。生于中医儿科世家，1927年毕业于北京民国大学，后随父习医，1933年始开业行医。1950年主持西单区红十字会工作。1954年由北京市公共卫生局（北京卫生局前身）分配到儿童医院工作，任主任医师，曾兼任北京市第二医学院（现首都医科大学）儿科系教授。北京第二、三、四、五、六届政协委员。中华全国中医学会理事，中国农工民主党北京市委员会委员。

二、学术思想

1．上腭望诊

王老在对患儿进行望诊时，除望神态、面色、精神之外，还采用中医学中濒于失传的宝贵经验——望上颚的方法，通过观察患儿口内上腭部位颜色的变化，以及是否有出血点或小凹点，推断疾病的虚实，用以指导临床辨证和用药。

2．精于用药

王老认为小儿稚阴稚阳，发育迅速，脏腑娇嫩，易虚易实，且脾常不足，用药稍呆则滞，稍重则伤。所以在用药方面注意保护胃气，临床处方用药一般不超过六味药，时时以保护元气为主，不妄用辛散攻伐之品，慎用大苦、大寒、大热、大补之药，而常选用酸甘化阴之药，如银杏、百合、乌梅、木瓜等，配以青黛存阴退热，无伤于脾胃且疗效显著。

3．注重脾胃

王老在治疗小儿疾病时独重调理脾胃功能，治疗肾病亦强调补脾胜于补肾。王老主要通过“运”的方法来治疗脾胃，即注重发挥脾胃本身的功能，用温运补益、疏导消解的药物使脾运得复，脾壅得疏，以达到复原气、生精微、化痰饮、消郁热的作用，临证采用官桂、丁香、藿香、草寇、伏龙肝温运，黄精、紫草补益，寒水石、莱菔子、神曲消导疏解。

4．重视固护元气

王老从小儿“稚阴未充，稚阳未长”的生理特点悟出儿科以“收”为“补”的用药特点，注重对小儿阴液的固护收敛和阳气的镇摄，把镇敛收涩诸法运用到儿科疾病的各个方面，使清中有镇、温中有固、泻中有收、散中有敛等。总之以不使元气散失为原则，而阴阳也在清镇温固、散敛泻收之中达到平衡，如青黛的清镇，五倍子的清敛，白及的止敛，肉豆蔻、伏龙肝、赤石脂、莲子、芡实的固涩，乌梅、木瓜、百合、银杏的固护酸收，均是此意。

5．重视行气活血、疏调气机

气血为脏腑功能活动的重要物质基础，气血调和，脾胃功能才能健全，因此王老在治疗小儿疾病时尤重视应用行气活血化瘀之法，常获良效。小儿气血柔弱，感邪之后，气血易受窘滞，在气多为气机逆乱、疏调失职，运行之机乖错，在血多为滞涩留郁，主要由气的乖错造成。所谓气为血帅，气机紊乱，血自然滞郁，故治气重在疏调，治血重在活散。因气机为肝所主，故调肝即是调畅气机，王老每用钩藤、竹茹、天竺黄、木瓜等柔肝疏肝，疏调气机。如有脾运失健，加草豆蔻、丁香、茴香、陈皮温疏运化；如有壅积，加寒水石泻滞通痞；如为痈结血郁，加白芷、牙皂排调清痈；如有痰阻肺郁，加莱菔子、苏子、瓜蒌宣降疏调；如有气滞不通而痛，加重行气理滞药，如沉香、荔枝核。王老治血善用血中气药，小儿血瘀涩滞，非成年人痼久积郁可比，皆气机乖错、血随气郁而成，所以治血必治气，气顺血自散。行血药首推乳香，此药芳香辛散，既能活血化瘀，又可行气散滞，实乃两全之药，表里寒热虚实诸证均可取用。

三、学术成就

王老从其祖父开始三代行医，他本人专攻儿科四十多年，在长期的临床实践中积累了丰富的经验，在儿科疾病的辨证施治和望诊用药方面都有独到之处，用药常使人有奇异之感，但其疗效之确凿却为众人所公认，享有“小儿王”的美称。学生孙燕华、陆淑良、陈昭定等跟随王老学习多年，皆成为北京地区中医儿科大家。他们将积累的资料和从事临床工作的体会整理成《王鹏飞儿科临床经验选》，为后人留下了宝贵的医学财富。王氏儿科形成了具有特色的学术思想体系。

四、学术传承

王鹏飞学术传承人有陈昭定、王应麟、孙燕华、陆淑良、王志钧等。

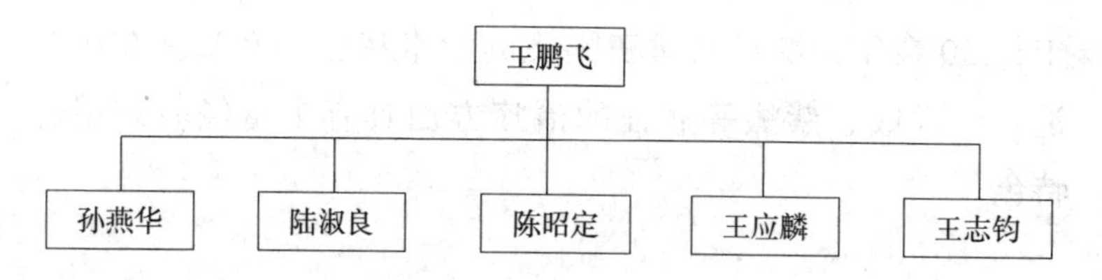

1. 陈昭定

详见后文介绍。

2. 王应麟

详见后文介绍。

3. 孙燕华

孙燕华（1922.1—2019.7），女，北京儿童医院中医科第三任科主任。孙老医科大学毕业后，来到北京儿童医院，参与中医科的组建、发展工作，并参加了北京市第一批中西医结合学习班，为期一年，学习成绩优秀。拜王鹏飞为师，系统学习王老的临床经验，同时融合金厚如、裴学义学术思想，在治疗儿童呼吸系统疾病方面有专长，尤其是病毒性肺炎、肺脓肿等，对病毒性脑炎等疾病也有较多研究。曾负责院内外中医会诊工作，临床疗效好，深受患者好评。

4. 陆淑良

陆淑良（1933.3—），擅长治疗小儿支气管炎、肺炎、肺脓肿、肝脓肿、腹痛（胃炎、肠痉挛）、急性肾炎、乳儿肝炎及过敏性紫癜等疾病。其科研成果曾获北京市科技进步奖2项。研制出中药脓疡散治疗肺脓肿、肝脓肿、脓胸，中药青紫香治疗过敏性紫癜、急性肾小球肾炎、乳儿肝炎，疗效较好。

5. 王志钧

王志钧（1943.11—），男，副主任医师，在儿童医院工作30余年，继承其父王鹏飞的学术特色和专长。在小儿消化、呼吸、紫癜等病证的治疗方面具有丰富经验和用药特色。

王伯岳

一、生平简介

王伯岳（1912—1987），字志崇，号药翁，男，汉族，四川中江县人。我国当代著名中医儿科专家，中医药学家和中医教育家。王伯岳先生出生于三世医家，祖父王焜山、父亲王朴诚，皆为当地名医。王伯岳先生六岁时到四川高等师范学校（现四川大学前身）刘洙源处读私塾，十六岁至成都东城老药店“两益合”当学徒，师满后师从成都名医廖蓂阶先生，尽得仲景学说和治疗温热病之经验。王伯岳先生1932年获得中医师从业资格，在成都悬壶应诊。新中国成立后任成都市卫生工作者协会秘书长一职。1952年，与其父运用中医手段，成功控制了成都地区及周边县突发的麻疹、麻疹肺炎和乙型脑炎疫情。1955年，卫生部组建中国中医研究院，王伯岳先生与其父奉调进京工作，被分配在院科研处，担任研究院学术秘书处秘书。1962年，王伯岳先生调入西苑医院儿科研究室，历任副主任、主任、研究员、研究生导师等，并继续从事中医儿科的临床医疗、科学研究和教学工作，并着重对小儿麻疹合并肺炎、病毒性肺炎、痢疾、小儿肾炎、心肌炎、贫血、肠胃病等疾病进行深入研究。1978年7月，王伯岳先生被推选为北京中医学会副理事长，兼儿科委员会主任委员。

二、学术思想

王伯岳先生崇尚钱氏仲阳之说。对于《小儿药证直诀》线装书反复研读，经常手不释卷。对宋以后儿科名家之作，如元代曾世荣的《活幼心书》，明代薛氏父子的《保婴撮要》、鲁伯嗣的《婴童百问》、万全的《幼科发挥》《育婴家秘》，清代陈复正的《幼幼集成》《医宗金鉴·幼科心法要诀》等进行过详细的研究。王伯岳先生将金元四大家学说，灵活运用于儿科，从理论到临床，都有独特的理解和阐发。王伯岳先生认为，决不能把小儿简单地看作是成人的缩影。

1. 精于中医辨证

王老强调小儿患病常表现为“表里兼病”“寒热夹杂”“虚实互见”。治疗小儿积滞，常用行气导滞之品，其中槟榔力峻，体质尚壮盛者多用之；体虚胃弱者多用枳壳；其他行气导滞之品如厚朴、枳实、莪术、三棱，以及木香、香附、陈皮、佛手等，均可量其虚实大小而用之。

2. 重视现代中医研究成果

王老在精于辨证的同时，也很重视采用现代中医研究成果。如麻杏石甘汤辛凉甘润，有宣肺解表、降逆平喘之功，是治疗小儿肺炎的一种有效方剂。由于肺炎的病源不同，许多中药对不同的病源作用各异，所以，先生认为应把这些研究成果吸收进来，丰富中医知识宝库。对于细菌性肺炎，以麻杏石甘汤配伍银花、连翘、鱼腥草、黄芩等药物，对于病毒性肺炎，则配伍大青叶、板蓝根、白僵蚕之属，每每收到良好效果。

3. 精专儿科重脾胃，善用补泻顾正气

王老认为调理脾胃应从脾胃本身的特点着眼。简言之，即从升降、纳化、澡湿三个方面入手。在具体遣方用药方面，如脾虚泄泻，清阳不升者，每于益气健脾的七味白术散中重用葛根，配伍桔梗，意在升清；对于饮食积滞者，在消食导滞药中喜用焦槟榔、炒枳壳，意在利气降浊，行滞消积。用药主张以甘温之品补益脾气、甘淡之品益脾阴、甘凉之品生津养胃、酸甘之品养阴开胃、芳香之品化湿和胃。这种注重胃气的思想很值得效仿。

4. 中医辨证治疗急危重症

王老晚年对现代医学的许多急、危、重症从中医学理论角度加以探讨，力求运用中医中药进行有效的防治。如小儿感染性休克，根据中医厥、闭、脱证的理论，对此进行了深入的研究，写出“中医厥闭脱证与感染休克的关系”一文。王老认为感染性休克的早期相当于中医的闭证，治疗宜清热开闭；而晚期则相当于中医的厥脱证，治疗宜回阳固脱。这种熔古铸今、深入研究中医中药理论、促进中医学发展的进步思想是值得称道的。

三、学术成就

新中国成立初期，脑炎流行，王伯岳和父亲王朴诚将乙脑病分轻、重、极重三种类型，并制定了三种高效的经验方，并煎成汤药备用。凡有乙脑患儿就诊时，根据病情立即让患儿服用，起效快，疗效好，迅速遏止了乙脑在当地的流行。为了表彰王朴诚父子的功绩，四川省行署领导曾亲自致函慰问。1964年与江育仁老共同起草《麻疹合并肺炎中医诊疗方案》，并于

1965年在《中医杂志》上发表。1966年2月，王老先生担任“麻疹肺炎专题医疗组”组长，到山西省万荣县和稷山县开展麻疹肺炎的防治工作。《赤脚医生杂志》约先生为“中医儿科临床浅解”专栏写文章介绍儿科疾病的治疗经验，后人民卫生出版社于1976年将讲座文章纂编成册，单独发行，书名为《中医儿科临床浅解》。1978年7月，先生被推选为北京中医学会副理事长，兼儿科委员会主任委员。同年12月，受《中国医学百科全书》编委会聘请，担任《中医儿科学》分卷主审。1979年，先生应邀参加了《中医大辞典》妇科、儿科分册的审稿、定稿工作。同年5月，先生受聘为《中华人民共和国药典》委员会委员。1980年2月，先生以中国中药专家组成员身份，参加了在日本举行的“今日中国中药展览会”。在东京、名古屋和大阪等地，为日本友人诊治疾病，并做了“从温胆汤和二陈汤谈中药方剂的发展”等多场学术演讲。

王伯岳先生和南京中医学院的江育仁教授，几经寒暑，三易其稿，在1984年编写成我国第一部大型的高水平中医儿科学专著——《中医儿科学》，为中医儿科事业的发展做出了不可磨灭的贡献。直至现在，该书仍具有较高学术价值。王老从医50余载，是我国著名的中医药学家、中医临床家、中医理论家、中医教育家，在学术上多有建树，在中医基础理论方面有许多独到精辟的见解，临床上精于儿科，兼长内妇外科，为中医事业振兴奉献了自己的一生。

四、学术传承

王伯岳学术传承人有安效先、俞景茂、张士卿、陈贵廷、李荣辉、江幼李等研究生，幸良诠、胡瑾、叶蕾、朱锦善、李年春等师承弟子。

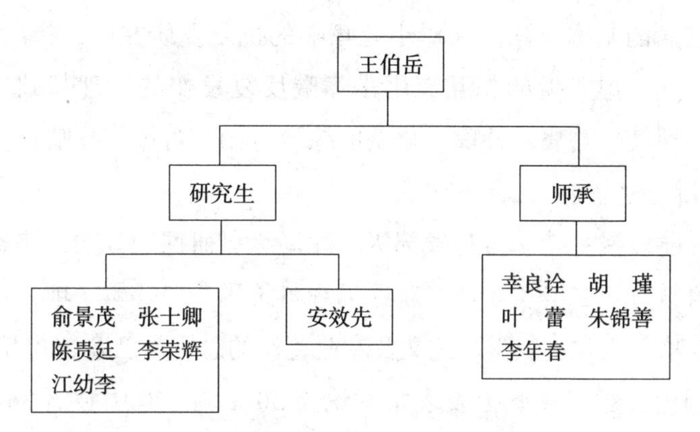

1. 安效先

详见后文介绍。

2. 俞景茂

俞景茂（1942—），男，浙江省名中医，主任医师，教授，博士生导师。俞景茂1960年考入湖北中医学院，1978年报考中国中医研究院，导师是王伯岳先生，1981年获医学硕士学位。1992～2001年间任浙江中医学院中医系副主任。现为世界中医药学会联合会儿科专业委员会副会长，中华中医药学会儿科专业委员会顾问，浙江省中医药学会儿科专业委员会顾问，“俞景茂全国名老中医药专家传承工作室”指导老师，全国老中医药专家学术经验继承工作优秀指导老师。

俞教授擅于治疗儿科常见病和疑难杂病，对治疗小儿反复呼吸道感染、哮喘、毛细支气管炎、腺样体肥大、慢性咳嗽、消化不良、遗尿、抽动症、鞘膜积液等疾病积累了丰富的经验。俞教授运用温壮督脉的方法治疗遗尿症。首先提出小儿反复呼吸道感染应分感染期、迁延期、恢复期三期进行辨证论治。感染期以治标为主，迁延期标本兼顾，恢复期固本为主。

自拟柴桂汤加味防治小儿反复呼吸道感染，提出和法乃是防治该病的基本方法。在对小儿哮喘的抗复发研究中，指出风、痰、气、虚、瘀的相互作用是哮喘反复发作的病理基础，祛风、理气、豁痰、补虚、化瘀的综合应用，可望将哮喘根治于小儿阶段。

俞教授主持、参与省部级、厅局级科研课题 6 项，获省部级科技进步二等奖 1 项，获厅局级科技进步二等奖 1 项，三等奖 3 项。正式出版学术论文及专业著作的总字数已逾 300 万字。在国内外学术期刊上发表学术论文 50 余篇，其中独著 36 篇。正式出版专著 20 余部，其中独著 4 部，主编 7 部。2017 年其主编的《儿科各家学说及应用》出版，填补了中医儿科各家学说领域的空白，是全国首本中医儿科各家学说的选修教材，是中医儿科临床、教学工作人员一本很好的工具书。

3. 张士卿

张士卿（1945—），男，全国名中医，原甘肃中医学院（现甘肃中医药大学）院长，医学硕士，主任医师，教授，博士生导师。中华中医药学会儿科专业委员会副主任委员、全国中医药高等教育学会儿科分会副主任委员、甘肃省中医药学会儿科专业委员会主任委员、《中医儿科杂志》主编，享受国务院政府特殊津贴。

张士卿 1945 年出生，祖籍河北邯郸，1964 年考入北京中医学院。1978 年考入中国中医研究院。1984 年调至甘肃中医学院。1988 年获卫生部“全国卫生文明建设先进工作者”称号，1995 ～ 2003 年期间曾任甘肃中医学院院长。2004 年获得“甘肃省名中医”荣誉称号，2006 年荣获中华中医药学会首届“中医药传承特别贡献奖”，2013 年获“中华中医药学会儿科发展突出贡献奖”，2017 年获“全国名中医”称号。

张士卿教授擅长治疗小儿精神神经疾病、呼吸系统和消化系统疾病及老年病，其研制的院内制剂“小儿开胃增食合剂”，临床治疗小儿厌食症疗效显著，赢得了患儿家长的广泛赞誉。主持完成多项省部级科研课题，出版及参编学术论著 10 余部，发表学术论文 60 余篇。

4. 幸良诠

幸良诠（1945—），男，中医内科主任中医师，全国名老中医，江西省名中医，曾当选为湖口县第九届人大代表，九江市第八、九、十、十一届人大代表，九江市“第二批优秀专业技术拔尖人材”，享受国务院政府特殊津贴。中共江西省第八次代表大会候补代表。幸良诠教授 1969 年毕业于江西中医学院，1981 ～ 1982 年在中国中医研究院进修，师从王伯岳先生。临床中主张详察病情，诊断准确，治疗得法。急性病以祛邪为主、邪祛则正安。慢性病以扶正为主，以达正复而邪退之目的。治法灵活多变，不拘泥于一法一方一药。用药主张“兵不在多，而在将勇”，反对“韩信用兵，多多益善”。不开无头方，处方精练，重点突出，疗效好。

幸良诠治学严谨，胆大心细。长期在基层医院工作，接触大量急危重症患者，积累了丰富的临床经验。对发热、痛证、血证等内科、妇科、儿科、皮肤病及疑难病证多有研究，诊治有所建树。在全国首次系统地阐明了中医肠道给药的理论基础，创立了“中药直肠点滴法”，发表了相关论文，并在全国推广使用。在国家级、省级学术杂志和学术会议发表学术论文 80 多篇，参与编写出版医学著作 7 部，主持厅级科研课题 2 项，获全国优秀论文奖 6 次。

5. 李荣辉

李荣辉（1956—），女，西苑医院儿科原主任，主任医师，教授，硕士研究生导师。李荣辉1983年毕业于云南中医学院中医专业获学士学位，后师从王伯岳先生，1985年12月毕业于中国中医研究院研究生部并获医学硕士学位，同年分配到西苑医院儿科工作至今。1992年晋升副主任医师，2003年晋升主任医师。

李荣辉教授从事儿科医疗及临床科研工作30余年，具有较扎实的中医基础及中医儿科专业理论知识，掌握了西医学基础及儿科临床理论。在继承中医传统特色的同时，还注重发扬创新。能运用中医的理、法、方、药，结合西医学知识，对小儿常见病、多发病、疑难病证进行较深入的临床研究。她侧重于对小儿肾脏疾病（如肾病综合征、紫癜性肾炎、IgA肾病）、支气管哮喘、反复呼吸道感染、抽动障碍、遗尿等疾病的研究，并取得较好疗效。发表学术论文及专著20余篇（部）。

6. 胡瑾

胡瑾（1935—2017），女，主任医师，西苑医院儿科主任医师，曾任儿科主任、中国中医科学院学位评审委员会委员。胡瑾教授1959年毕业于浙江医科大学（现浙江大学医学院）医疗系。同年10月参加卫生部组织全国西医离职学习中医研究班，后师从王伯岳先生学习。胡教授从事儿科临床、科研和教学工作50余年，擅长小儿咳喘、小儿脾胃病、小儿热性病及小儿杂病。1993年获国务院颁发的“为医疗卫生事业作出贡献的医务工作者”荣誉证书及国务院政府特殊津贴。为第九届、第十届全国政协委员（界别：医卫界）。胡教授擅长中西医结合治疗小儿咳喘、脾胃病、热性病及杂病。发表论文“王伯岳儿科医实案”“咳喘平冲剂治疗小儿急性呼吸道感染性疾病51例临床观察”“中药复儿康治疗小儿缺锌的临床观察”“中药为主治疗小儿感染性腹泻201例”“健身消导冲剂治疗小儿厌食症206例”等。

7. 叶蕾

叶蕾（1938—），女，西苑医院主任医师、教授。1963年毕业于山西医科大学。在山西省儿童医院工作9年，后师从王伯岳先生。叶蕾教授从事儿科中西医结合临床诊治、教学、科研工作50余年。对小儿发热、腹泻、咳喘、厌食、癫痫、多动症及儿科疑难杂症有较丰富的中西医诊治经验。参与编写《实用中西医诊断治疗学》等数部著作，发表论文多篇。

8. 朱锦善

朱锦善（1947—），男，全国著名中医儿科专家、首批深圳市名医，原深圳市儿童医院中医科主任，主任医师，教授。曾兼任全国中医儿科学会副会长，全国中医药高等教育学会儿科研究会常务副理事长，《中华新医学》《中华中西医杂志》及香港《现代中医药》等杂志编委。朱锦善教授从事中医儿科医疗、教学、科研工作数十年，长期任职于高校，为首批中青年中医学科带头人，1997年调入深圳市儿童医院创建中医科。临床经验丰富，擅长治疗小儿肺系、脾胃、肾系相关疾病及疑难杂症，擅长小儿体质调理。

袁述章

一、生平简介

袁述章（1913—1980），男，北京市人，回族。18 岁时从师马佐泉先生学习中医，兼学西医，学习期间袁先生曾在孔伯华门下侍诊，悉心抄录医方，收益颇深。同时还曾拜师王春园先生学习针灸。袁先生勤奋苦读，砥砺自强。1937 年以优异成绩毕业于华北国医学院后即在京悬壶济世。擅长内、儿科，兼行针灸。1956 年率先参加国家卫生机构（即北京中医医院）工作。1962 年后袁先生专注儿科专业，成为北京中医医院儿科副主任。

袁述章先生为人正直和善，平易近人，致力于中医事业数十年，医德高尚，医术高超。常应邀到各大医院进行会诊，活人无数。先生在身患顽疾之时，仍以事业为重，坚持参加农村医疗队，用药简廉，疗效超群，所到之处，颇负盛名。袁先生以善治儿科神经系统疾病及儿科疑难杂症著称。其中治疗小儿各型癫痫、惊风、脑积水、脑发育不全等经验丰富。袁先生学识渊博、博览群书，兼收藏历代医家著作、医集及碑帖、字画数千册，古文字藏书甚丰。无疑，这对于先生博采众方，开拓胸襟，是大为有益的。袁先生在医疗实践中强调实践，同时重视理论。带教过儿科温振英、肖淑琴、薛秀萍等医生学习。晚年正式收武守恭、汪月琴、裴玉兰为徒弟，并悉心教导。

二、学术思想

袁述章先生对小儿疾病的治疗首先强调应结合小儿生理特点辨证施药。他认为小儿虽属纯阳之体，但久病之后或因禀赋不足，虚象亦可丛生，因此用药宜温凉兼顾，不可过偏，尤其配伍及药量要细加斟酌，总以扶正而达祛邪之目的。

袁述章先生善治儿科疑难杂症，尤其对小儿各型癫痫、惊风、脑积水、脑发育不全等儿科神经系统疾病有独到见识。袁老医生根据自己的经验体会将癫痫分为风痫、惊痫、痰痫、食痫、瘀血痫五型，收到了较好的疗效。在惊风的治疗中，袁先生将急惊风分为外感风热、暑热、痰热食滞、暴受惊恐四型。将慢惊风分为阴伤血燥、脾虚肝旺、禀赋不足及脾肾两虚的慢脾风四型。袁老根据“风为百病之长”“风性善行而数变”的中医理论，认为风痫等诸病多为风邪从外而入，或素有痰火及血虚风动，复外感风邪而触发。故治疗时除辨证选方外，又往往参以风药治之。

三、学术成就

袁先生的宝贵经验在《北京市名老中医经验选编》《中医儿科常见病症的概述》及《实用中医学》儿科部分等著作中均有收录。袁先生在疑难病证的治疗中不断总结经验，潜心研究制作了多种中成药，如“清痫丸”“降痫丸”用于治疗各型癫痫，“脑病再生丸”用于治疗脑发育不全、脑炎后遗症等脑部疾患，“复方止痉散”用于治疗痰痫、风痫、食痫等证。以上处方已作为北京中医医院传统中成药院内制剂被广泛应用。

四、学术传承

袁述章学术传承人有肖淑琴、武守恭、汪月琴、裴玉兰等。

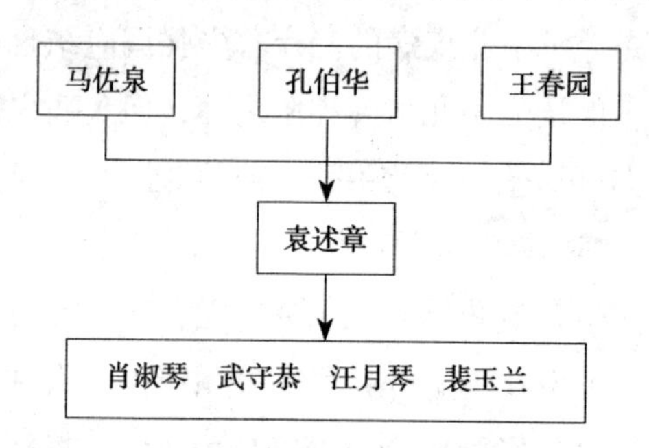

1. 肖淑琴

详见后文介绍。

2. 武守恭

武守恭，主任医师，曾任北京市东城区医学会医疗事故技术鉴定专家库成员，《中华医学理论与实践》杂志顾问，《中华现代儿科杂志》常务编委。从事中医、中西医结合儿科的临床、科研及教学工作40余年，拜袁述章为师，继承了袁老神经系统和诸多儿科杂症的治疗经验。发表论文10余篇。临床擅长治疗小儿咳喘病、厌食症、免疫系统疾病、哮喘、发热。

刘韵远

一、生平简介

刘韵远（1917—2005），河北省邢台市人，中医世家出生。1935～1938年在河北医学院学习3年西医。1939～1943年在华北国医学院学习4年中医，随后拜名医施今墨为师，随师侍诊三年。1951年在北京大学医学院附属一院儿科进修结业。1952年，刘老响应党的号召，参加了北京儿童医院的工作，筹建中医科。当时的中医科只有刘老一个人，为了提高诊疗技术，先博后专，刘老先到北京大学第一医院、协和医院、人民医院等大医院参加了系统的西医培训，又到全国各地吸收儿科治疗经验。他孜孜以求，努力提高自己的专业技能。为了观察患儿病情的变化，及时救治，刘老曾在患儿的病床边打起地铺。他还经常到各省市医院做学术报告，并在北京市卫生局举办的“中医儿科进修班”授课。促进了中医儿科学的发展。

二、学术思想

1. 重视小儿生理病理特点

小儿与成人不同，其生理、病理、诊法、辨证论治等方面均有特点。生理特点主要有两方面：一是“脏腑娇嫩，形气未充”，二是“生机旺盛，发育迅速”。用阴阳学说概括为“阳即未盛，阴又未密”，二者皆属“稚阴稚阳”阶段。五脏中尤以肺脾肾三脏更为突出，因肺为娇脏，不耐寒热之邪，肾为先天之本，脾为后天之本，气血生化之源。基于上述小儿生理特点，小儿病理特点为发病急，传变快，易虚易实，易寒易热，或出现寒热虚实相互夹杂等阴阳交错证候。譬如小儿具有多汗易感、外感风寒者居多的特点，一旦发病，邪气由表入里，由寒化热，由于小儿稚阴稚阳之特点，机体阴阳易于传变，阳气在病理状态下常是抗病之主力，在很短时间内即可表现高热，热极生风，引发惊厥等症，甚则正气不足，而出现心阳虚脱等危重证候。为此，刘老在临证中提出，重视小儿生理与病理特点至关重要。

2. 四诊合参，尤重望诊，望舌为最，不断创新

根据上述小儿发病急、传变快的特点，刘老时常强调“深入临床，谨守病机，体察病情，及时辨证，以防延误，慎之，慎之”。望、闻、问、切各有其作用与特点，相互关联、相互合参才能做出全面正确判断。小儿古称“哑科”，问诊时常语不能言，较大儿童虽能言，但多又言不达意，其病史难以叙述；在闻诊与切诊时，多哭闹不安，气息紊乱，影响了呼吸、脉搏规律。因此望舌对于小儿疾病的诊断尤为重要。舌的变化与疾病关系密切，舌为心之苗，通过经络与脏腑相连，如“手少阴心经之别系舌本”“足太阴脾经之脉连舌本，散舌下”“足少阴肾经之脉……夹舌本”“足厥阴之脉络舌本”，舌苔又是胃气所生，因此，利用舌诊来鉴别疾病的虚、实、寒、热，是中医学在诊法上的重要组成部分。刘老认为，在外感疾病中，望舌面红点变化具有较好的临床实用价值。外感疾病初起，舌尖红点逐渐由前向后延伸，借此可以判断病程之长短，病变之表里，同时可根据红点的色泽、凹凸、大小等改变，来辨别病证之寒热虚实、气血盛衰以及病变转归等。此经验已制成了彩色图谱并连同经验介绍写入《儿科名医刘韵远临证荟萃》一书。

3. 强调“辨证求因、审因论治”

刘老一贯强调中医治疗要“辨证求因，审因论治”，以《黄帝内经》中“治病必求于本”为指导思想，灵活地运用各种辨证方法，如六经辨证、脏腑辨证、卫气营血辨证等方法。如小儿外感性疾病，刘老强调外邪多从皮毛侵入，皮毛者，肺之合也，因于感寒发病常多于风热，常常是“寒为病之因，热为病之果”，因此在治疗方面，多从“肺”论治，常用辛温解表法，疏散风寒使病邪随汗而解。在内伤疾病中，刘老强调小儿特点为五脏六腑成而未全，全而未壮，其中以脾、肾最为突出，提出小儿内伤疾病应从“脾肾”论治，体现在治疗小儿痰饮、咳喘、腹泻等疾病中。

4. 善用仲景方治疗小儿病

刘老认为仲景《伤寒论》是一部法度严谨的经典中医学著作，千百年来对临床医疗实践起着重要指导作用。刘老崇尚《伤寒论》，运用伤寒法治疗小儿病，每收良效。例如他用宣肺散寒法治疗小儿咳喘，用“苓桂术甘汤”加减治疗痰饮，用“小青龙汤”加减治疗小儿哮喘，用“附子理中汤”加减治疗小儿慢性腹泻，用温肾散寒法治疗小儿遗尿等。刘老治疗小儿哮喘最有特色，其治疗特点突出在“虚实兼顾”。哮喘发生多以先天不足、后天失调、易感外邪为基础，以痰饮内伏、阻塞气道、肺失宣降为病机。在哮喘急性发作期，强调寒为病之因，热为病之果，热证者以“麻杏石甘汤”为主方，病寒者则以“小青龙汤”“定喘汤”合而用之。刘老根据儿童发病特点，将麻杏石甘汤与小青龙汤加减化裁为“小儿辛温平喘汤”，基本方有炙麻黄、银杏、杏仁、桔梗、干姜、五味子、苏子等，标本同治，虚实兼顾，使咳喘自平。刘老在临床中十分善用辛温之品，尤其善用干姜，认为咳、痰、喘病证，其病因多为寒，且此痰湿阻肺非温不化，干姜是治脏寒之要药，虽性大热，味大辛，但无伤阴之弊，只要临床用之得当，效果甚佳。待咳喘缓解之后，刘老更注重缓解期治本，强调此乃治疗小儿哮喘反复发作的关键所在，研制出一系列恢复期用药，如健儿片等。

5. 善用“对药”

在处方用药方面，刘老主张精方简要，药少力专，并且善用“对药”以助药力。由于小儿发病急，传变快，脏腑娇嫩，因此在处方中要倍加审慎，一清一补均要恰到好处。提出药少力专，味娇为好，很少运用苦寒之品，以防伤其生生之气，损伤脾胃。方药组成一般 8～10 味药，简单轻症则只 6～8 味药，反对开大方或问病堆药。刘老用药上另一个特点就是善用“对药”。刘老师承施今墨先生，精于对药应用，寓意两药相互配伍为用，多寒热并用，阴阳相配，气血相合，动静结合，通过相互协同，提高疗效。在中药配伍上讲究“表里兼顾、寒热并用、视其偏胜、随症加减”为原则。

三、学术成就

刘老作为卫生部确定的全国 500 名老中医药专家之一，培养了数名学术继承人。担任北京儿童医院中医科主任、学术委员会评委、特级专家，北京中医药学会理事，全国中医儿科学会理事，首都医学院儿科系教授。刘老 50 余年来在院内、外的大量医、教、研工作中，培养了大量中医人才，他发表了论文

40余篇，主要专著有《儿科名医刘韵远临证荟萃》《实用儿科学》《名中医治疗小儿常见病百问》等，于20世纪80年代研制了自己的经验方，如小儿感冒散、儿童咳液、健儿片、健宝合剂等。

四、学术传承

刘韵远学术传承人有闫慧敏、刘慧丽、李桂茹、陈颂芳等。

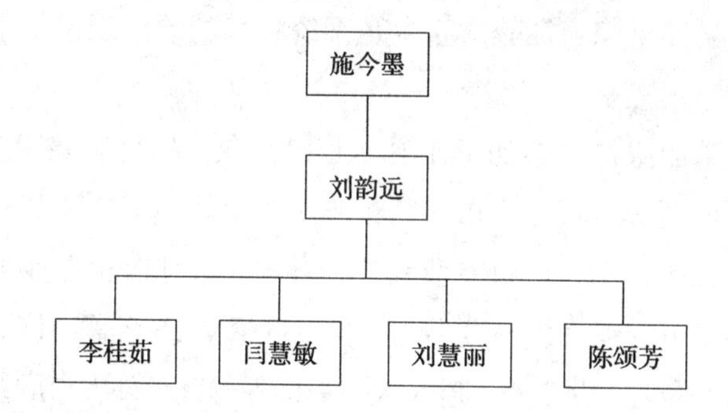

1. 闫慧敏

详见后文介绍。

2. 刘慧丽

刘慧丽（1959.7—），女，主任医师，硕士研究生导师。1983年大学毕业后分配到北京儿童医院中医科，至今一直从事中医儿科临床工作。熟练掌握了小儿内科系统常见病的诊断和治疗。1991年参加了北京市首批老中医学术经验继承工作，被选定为刘韵远的学术继承人，随师门诊及病房查房学习，聆听老师授课学习，掌握了老师的独特经验，在治疗气管炎、哮喘、咽炎、肺炎、厌食、腹泻、肾炎等疾病上有独特疗效。后圆满完成学习任务，经考核合格出师，并获得北京市中医管理局老中医学术经验继承工作一等奖。

在学习和继承刘韵远名老中医经验的基础上，不断发展创新，1995年首开中医儿科之先河，在儿科界首创小儿妇科专业，填补了我国这一专业的空白。在北京儿童医院创立了小儿妇科专业门诊，开始从事小儿妇科疾病的诊治、科研和教学。近20年来诊疗了数以万计全国各地的女童生殖系统疾病患儿，对于女童外阴阴道炎、外阴硬化萎缩性苔藓、女童性早熟、卵巢囊肿、阴道异物、情感交叉擦腿综合征、青春期功能性出血、痛经、多囊卵巢综合征等女童生殖系统疾病的治疗积累了丰富的经验。

刘慧丽主持和参加了4项小儿妇科专业的科研课题。2001年科研课题曾获得北京市科技进步三等奖。为了传播刘老的学术经验，普及小儿妇科专业知识，参与了8部医学专业书籍小儿妇科章节的编写，发表小儿妇科专业论文20余篇，培养了硕士研究生多名，并带教本院及大兴妇幼保健院、外省市的多名临床医生。2001年入选北京市中医管理局《北京市中医药人才培养计划》(以下简称“125计划”)和北京市卫生局“十百千人才工程”，2004年被评为北京市中医管理局“125计划”优秀学员。2005年被评为北京儿童医院“十佳职工”，2015年被评为首都医科大学优秀教师，2016年在首届好医生继续教育优秀讲师评选中获得“继续教育钻石级讲师”荣誉称号。现在担任中华中医药学会妇科分会委员会委员，北京中医药学会妇科专业委员会副主任委员，中国医师协会青春期医学专业委员会妇科学组委员。

3.李桂茹

李桂茹（1943.11—），女，中医副主任医师。1960年由北京市卫生局分配到北京儿童医院工作，师从金厚如学习中医，用四年时间学习中医基础理论，熟读四部经典和《温病条辨》

《温热经纬》等著作。1964年经卫生局考核合格留在儿童医院中医病房、门诊从事临床工作。之后的30年中，在本院做教学工作，带教学生、进修医生，给本院西医学习中医班的学员讲授中医基础理论。20世纪80年代院党委决定总结名老中医临床工作，其参与编写《金厚如儿科临床经验集》。同时参与编写1984版《实用儿科学》中医药部分、《全国名老中医经验集——金厚如医案》。1990年参加全国老中医药专家学术经验继承工作，拜刘韵远为师，跟师学习4年，在刘老指导下编写《儿科名医刘韵远临证荟萃》。1999年编写《中医儿科手册》于福建社会科学出版社出版。在《北京中医》杂志上发表学术论文10余篇。

4. 陈颂芳

陈颂芳（1932.5.5—），女，1955年毕业于上海医科大学，毕业后分配到北京儿童医院内科病房工作。其后响应“西学中”的号召，参加了北京市第一批中西医结合学习班，为期一年，学习刻苦努力，成绩优秀。其后一直在北京儿童医院中医科工作，拜刘韵远为师，学习刘老的临床经验，共同开设了气管炎专业门诊，总结中医治疗儿童呼吸系统疾病的临床经验，很好地继承和发扬了刘老的学术思想。

闫田玉

一、生平简介

闫田玉（1920—2008），河北省定县人。著名儿科专家、中西医结合专家，主任医师，教授。1946 ～ 1950 年在晋察冀军区白求恩卫生学校学习，毕业后在天津市传染病医院及天津市儿童医院工作。1953 年 9 月调至北京友谊医院儿科工作。1958 ～ 1961 年在卫生部主办的西医学习中医班学习。历任北京友谊医院儿科副主任、主任、副教授、教授，中西医结合儿科专业委员会主任委员、名誉主任委员。1992 年起享受国务院政府特殊津贴。多次被评为先进工作者、市三八红旗手。是第二批全国老中医药专家学术经验继承工作指导老师。

二、学术思想

闫田玉教授长期致力于中西医结合工作，尤其对小儿感染和呼吸系统疾病进行了中西医结合的系统研究。闫田玉教授运用“肺与大肠相表里”的中医理论，针对“肺热壅盛，大肠燥结”的实热、高热重症肺炎患儿，在清肺热同时加强清热解毒、通里攻下之法。她开创性地将西医肠系膜微循环（动物实验）、小儿甲皱微循环、舌蕈状乳头微循环、舌血流以及小儿体外血小板聚集、弥散性血管内凝血、血黏度及血液流变学变化与中医血瘀证相结合，并应用于危重症小儿感染和呼吸系统疾病的治疗实践，如采用654-Ⅱ（盐酸消旋山莨菪碱）为主治疗感染中毒性休克获得了满意疗效。

闫田玉教授还首次提出“肾虚综合征”的概念，阐释肾主钙磷代谢的关系，据此制定了诊断依据，并对佝偻病、小儿情感交叉综合征及多饮多尿症等疾病进行辨证治疗。

三、学术成就

闫田玉教授从医50余年，在中西医结合诊治小儿呼吸系统和感染性疾病、小儿肾虚证等方面有着非常丰富的经验。与祝寿河等老一辈儿科专家共同完成人工冬眠疗法抢救中毒性痢疾和暴发型流脑，以及微循环的研究。

自1961年以来，综合多年的临床经验，采用中药治疗细菌及病毒性肺炎，并对其作用原理进行了研究，总结了大量验方，创立了一系列标本兼治的中药方剂，如小儿护肺口服液、调中合剂、热毒净口服液、蛭丹化瘀口服液，经临床使用几十年，收到了令人满意的效果。

闫田玉教授多年精益求精的医疗作风和科学严谨的工作精神，收获了多项科学成果。曾获得国家级、部级、市级、局级科研成果奖12项，发表学术论文60余篇，著作刊物10余册。

四、学术传承

闫田玉学术传承人有杜景春、杨春霞。

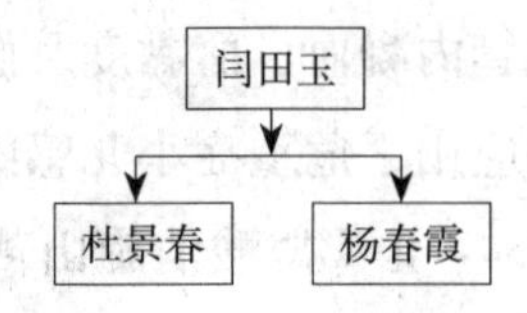

1. 杜景春

杜景春（1959—），女，汉族，北京人，主任医师。1982年毕业于北京第二医学院（现首都医科大学）儿科系，毕业后一直在首都医科大学附属北京友谊医院儿科工作，主要从事儿科临床、教学和科研工作，重点从事小儿呼吸、感染和消化等儿内科专业的工作。1996 年选拔为第二批全国老中医药专家学术经验继承人，师承闫田玉教授，1999 年顺利结业。在中西医结合诊治小儿疾病的科研和医疗中，在闫田玉教授“肾虚综合征”的学术理念指导下，研究和阐释肾主钙磷代谢的关系，并应用于临床晚发佝偻病的治疗，积累了丰富的经验。

2. 杨春霞

杨春霞（1965—），女，汉族，北京人。1988 年毕业于同济医科大学，后分配至首都医科大学附属北京友谊医院儿科工作。主要从事儿科临床、教学和科研工作，重点从事小儿呼吸、感染和消化等儿内科专业的工作，在中西医结合诊治小儿疾病的科研和医疗中积累了丰富的经验。1997 年选拔为第二批全国老中医药专家学术经验继承人，师承闫田玉教授，2000 年顺利结业。2007 年离职出国。

刘弼臣

一、生平简介

刘弼臣（1925—2008），男，汉族，江苏省扬州市人。北京中医药大学终身教授、主任医师、硕士生导师，首批享受国务院政府特殊津贴专家，第一批全国老中医药专家学术经验继承工作指导老师，从事中医儿科临床、教学、科研工作60余年。14岁师从其姑父孙谨臣先生，曾先后师承张赞臣、钱今阳等名家。1951年毕业于上海复兴中医专科学校，1956年毕业于江苏省中医学校（现为南京中医药大学）首批师资培训班。1957年调入北京中医学院方剂教研室，后调到东直门医院儿科工作。曾任中华中医药学会儿科分会名誉会长，全国中医药高等教育学会儿科分会终身名誉理事长，全国高等中医药教材编审委员会委员等职，北京科技会堂专家委员会委员，第八届全国政协教科文卫体委员会委员，第八、第九、第十、第十一届北京市人大代表。

二、学术思想

刘老师承新安学派，师古而不泥古，创新而不离经，发挥而不判道，兼容历代儿科医家之长，在基础理论上强调小儿

“体禀少阳”，辨证上强调“以五脏为核心，突出从肺论治”，创立调肺学派。

1. 提出少阳学说

中医儿科领域，历来就有“纯阳”与“稚阴稚阳”的学派之争，治疗也有“偏凉”和“偏温”之别。持“纯阳”之论者，认为小儿“体禀少阳”，罹病最易化热，治宜寒凉，力避温药，恐其助热化火。持“稚阴稚阳”之论者，则认为小儿赖阳以生，依阴以长，小儿阳尚未盛，阴亦不足，在治疗上还要善于护阳，避免遏伤阳气。刘老认为，小儿在生长发育过程中，往往表现出易寒易热、易虚易实的两面性，因此，“纯阳”和“稚阴稚阳”两种不同观点，是对立统一的辩证关系，必须从实际出发，从整个机体的统一性来认识，不能强调某个侧面，持割裂之议。因此提出“少阳学说”。

少阳学说源于明代万全“体禀少阳”之说，《育婴家秘·五脏证治总论》云：“春乃少阳之气，万物之所资以发生者也。儿之初生，曰芽儿者，谓如草木之芽，受气初生，其气方盛，亦少阳之气，方长而未已”，指出小儿禀受少阳之气以生，以渐而壮。刘老认为初生小儿时刻都在生长发育，体格、智慧、饮食在不断增长，如方萌草木，初生旭日一样，生机蓬勃。这种生长以阳气占主导地位，在病理状态下，轻症可不药而愈，重症及时施治，可很快向愈。另一方面，刘老认为少阳为枢，枢机运转有赖脾胃功能正常，而少阳气机调畅可协助后天脾胃运化，使得先天之肾得到充养，因此只要充分发挥其枢机作用，维持阴阳平衡，机体可正常发育。体禀少阳之小儿，病理状态下，外感热病居多，倘能及时祛邪泻实，开启少阳枢机，辛凉平剂即可使疾病迅速向愈，不必动用大剂苦寒攻伐之品，以生变证。但小儿所禀之少阳仍处于稚嫩状态，抗病力低，因而容易发病，传变迅速，临证当重视小儿寒热虚实的转化，随证施治。

因此“少阳学说”是刘老对小儿生理、病理特点的高度概括和总结，这一学说从理论上将小儿“纯阳”和“稚阴稚阳”学说进行了全面解析，为诊治小儿各种疾病提供了科学依据，对儿科临床具有指导意义。

2. 重视从肺论治

刘老推崇钱乙“五脏论治”的学术思想，重视脏腑间相互影响与制约的关系，结合小儿体禀少阳，脏腑娇嫩，肺常不足，易感外邪，感邪后易出现传心、犯脾、侵肝、伤肾的生理病理特点，提出“从肺论治”小儿疾病的学术观点，创立“调肺学派”。强调通过调肺利窍，祛邪逐寇，不仅可防止外邪内侵，将疾病消灭在萌芽阶段，同时可清除病灶，切断病邪传变途径，避免滋生变证。因此，从肺论治并非单独调肺，而是从治肺入手，达到治疗其他脏腑疾病的目的。

（1）从肺论治本脏疾病　肺开窍于鼻，与咽喉相连，外邪袭肺，从口鼻咽喉而入，致肺气不利，出现鼻塞流涕、喷嚏、喉痒、音哑失音、发热、咳嗽等肺系病证。而清窍靠肺气宣发之精气灌注而通利聪灵，若肺气愤郁，清窍不利，易形成慢性病灶，成为诱因，导致肺系病证反复发作，时轻时重。因此刘老在临证时十分重视小儿鼻咽等苗窍变化，常将其作为从肺论治的依据。创制辛苍五味汤，通过辛夷、苍耳子宣肺通窍；玄参、板蓝根、山豆根清热利咽，祛邪护肺以安内宅，免伤他脏。同时，结合疏、通、宣、肃、温、清、补、敛八法宣降肺气，论治小儿咳嗽。

（2）从肺论治心系疾病　刘老强调“治心不止于心，调理他脏以治心”，提出肃肺祛邪、清热利咽、疏风通窍、宜肺通腑、护卫止汗五种治法辨治病毒性心肌炎。创立“调肺养心颗粒”以益气养阴，清热化瘀，宣阳通脉。

（3）从肺论治肝系疾病　刘老认为多发性抽动症本源在肝，病发于肺，乃风痰鼓动，横窜经隧，阳亢有余，阴精不足，动静变化失衡所致的“肝风证”。提出肝肺同调，创立息风静宁汤以疏肝调肺，涤痰通络。

（4）从肺论治脾系疾病　脾肺母子相生，病理上相互影响，肺虚日久，子盗母气，脾脏受累；脾失健运，母病及子，肺脏更易为外邪所伤。故刘老认为肺脾常相合为病，重视肺脾同调。尤其厌食患儿除厌恶进食、食量减少外，常反复出现感冒、咳嗽痰多等肺系病证。刘老选用青皮、陈皮、半夏、枳壳、焦三仙、香稻芽健脾护胃的同时，不忘辛苍五味汤通窍调肺，肺调则脾健，脾健则肺实，厌食、易感均获调治。《素问·阴阳应象大论》云：“清阳出上窍，浊阴归下窍”，肺与大肠相表里，浊窍赖肺清肃下降之性而传导排秽。若肺失宣肃，浊窍亦因之不利，发为便秘、泄泻、下利等证。因此刘老重视对小儿魄门（肛门）的审察，根据肛门色泽、温度及肛周皱襞的性状对泄泻患儿进行寒热虚实辨证。

（5）从肺论治肾系疾病　刘老强调从肺论治小儿肾炎、肾病，认为患儿早期多因感受外邪发病，常伴发热、流涕、咳嗽、咽痛等肺系症状。恢复期患儿常因感受外邪而致疾病复发或加重。主张辛苍五味汤调肺，同时配合鱼腥草汤（鱼腥草、车前草、倒扣草、灯心草、益母草、半枝莲、白茅根）清热利湿，并根据疾病的不同阶段及证候特点，酌情选用活血通络、养阴清热、补益脾肾、滋阴潜阳、利水渗湿之品，安内攘外。

三、学术成就

刘老倾尽毕生心血治病救人，对重症肌无力、病毒性心肌炎、哮喘、脑积水、肾炎肾病、多发性抽动症等许多儿科疑难杂症都有较深研究，数十年来笔耕不辍，主编《医宗金鉴·幼科心法要诀白话解》《中医儿科经典选释》《刘弼臣临床经验辑要》《幼科金鉴刘氏临证发挥》等著作10余部。发表“小儿眼肌型重症肌无力对照治疗分析”“调肺养心颗粒治疗小儿病毒性心肌炎60例临床观察”“息风静宁汤对抽动-秽语综合征患儿血浆多巴胺和兴奋性氨基酸的影响”“论小儿体禀少阳”等论文百余篇。主持国家“七五”攻关课题“小儿眼肌型重症肌无力的临床研究”，获国家中医药管理局科技进步奖三等奖。研制“小儿咳热合剂”“小儿清咽合剂”“调肺养心冲剂”“息风静宁汤”等院内制剂，疗效显著，被称为“京城小儿王”。

四、学术传承

刘弼臣教授提倡启发性教学，培养出一大批中医儿科专业人才，其学术传承有石效平、王洪玲、徐荣谦、王素梅、江震声、张虹、宋振明、郝珍、郑蕾、朱丽霞、刘初生、王俊宏、于作洋、刘昌艺等。

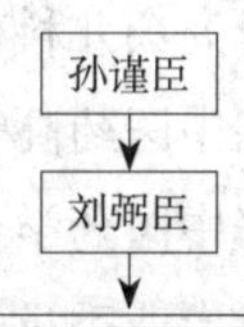

石效平　王洪玲　徐荣谦　王素梅　刘昌艺　江震声　张　虹
宋振明　郝　珍　郑　蕾　朱丽霞　刘初生　于作洋　王俊宏

1. 石效平

详见后文介绍。

2. 王洪玲

王洪玲（1949—），女，上海人，主任医师。刘弼臣教授的学术继承人，师授医名王洪臣。于北京中医药大学东直门医院从事儿科临床、教学、科研工作40余年，继承刘弼臣教授学术思想，擅长治疗各种儿科常见疾病及疑难杂症。如支气管哮喘、慢性咳嗽、反复呼吸道感染、急慢性鼻炎、扁桃体炎、腺样体肥大、过敏性鼻炎、婴幼儿腹泻、厌食、营养不良、抽动 – 秽语综合征、多动症、心肌炎、过敏性紫癜、汗证、夜啼、小儿湿疹、遗尿、便秘等，并运用推拿手法治疗小儿消化道疾病。

3. 徐荣谦

详见后文介绍。

4. 王素梅

详见后文介绍。

5. 王俊宏

王俊宏（1963—），女，北京人，医学博士，主任医师，教授，博士研究生导师。刘弼臣教授的在职硕士研究生。现任北京中医药大学中医儿科临床学系主任委员，北京中医药大学学术委员会委员，北京中医药大学东直门医院儿科主任，儿科教研室主任，北京中医药大学教学名师，第三批全国优秀中医临床人才。中国中医药信息研究会儿科分会会长，中国民族医药学会儿科分会副会长，全国中医药高等教育学会儿科教育研究会副理事长兼秘书长，中华中医药学会儿科专业委员会常务委员，世界中医药联合会儿科专业委员会常务理事，中国中西医结合学会儿科专业委员会常务委员，中国中药协会儿童健康与药物研究专业委员会常务委员，北京中医药学会儿科专业委员会副主任委员，北京市东城区第十四届政协委员。

王俊宏教授传承刘弼臣教授“基于五脏辨证，突出从肺论治理论”，擅长运用中医药治疗儿科常见病、多发病；对儿科疑难病多发性抽搐症、注意缺陷多动障碍、过敏性紫癜、病毒性心肌炎、传染性单核细胞增多症、儿童重症肌无力、反复呼吸道感染、小儿遗尿症、儿童孤独症等有较深入研究。尤其重视运用五脏证治及气血津液理论辨治儿童注意缺陷多动障碍，将其病机概括为气阴两虚，治以益气养阴，宁心安神，予静宁颗粒（已申请专利）治疗，临床取得较好疗效；善于从“风痰”论治多发性抽动症，结合“菌肠脑轴”理论从“脾肾两虚、痰瘀互结”论治儿童孤独症，均取得一定疗效。主持国家重大新药创制项目 1 项，国家自然科学基金 2 项，北京科技计划“十病十药”项目 1 项，北京自然科学基金 1 项，发表论文 50 余篇，主编、副主编教材论著多部。

宋祚民

一、生平简介

宋祚民（1925—2019），北京人。为首都医科大学附属北京中医医院儿科主任医师，国家级名老中医。宋老幼读私塾十年，15 岁立志从医。1940 年入北平国医学院求学，全面、系统地学习了中医基础理论知识及中医临床技能。毕业后，拜孔伯华为师，在随师应诊中学习中医临床技能，由于其学习刻苦、认真钻研中医医道，深得孔老喜爱而尽得其真传。1946 年在中央考试院考取中医资格后，挂牌行医，悬壶济世。1950 年创办北京市首家中医联合诊所，1955 年到北京中医进修学校进修学习，1956 年又进入南京中医学院师资班进修学习，回京后进入北京中医学校（现名为首都医科大学中医药学院）工作，教授温病学、中医基础课程，并成为北京市第一批西医学习中医班的带教老师，为这些学生讲授中医基础与临床知识。20 世纪 60 年代中期，调入北京中医医院儿科从事中医临床与教学工作，为科室的建立与发展立下了汗马功劳，曾担任儿科主任，中华全国中医学会儿科专业委员会理事，北京中医学会儿科委员会主任委员，北京中医学会常务理事，第三批全国老中医药专家学术经验继承工作指导老师，并被聘为北京市中医研究所顾问、中华全国中医学会儿科专业委员会顾问、北京中医学会顾问等。宋老从医至今已70余载，以其高尚的医德、精湛的医术，受到同业、患者一致好评。

二、学术思想

在学术上，宋老勤求古训，博采众长，20世纪40年代初在北平国医学院对中医基础理论知识的全面、系统的学习，为日后行医打下了坚实的基础，尤其是70多年行医生涯中的大量临床实践为其积累了丰富的临床经验，为其学术思想的形成奠定了基础。

1. 小儿诸病，首重脾胃

宋老提出，治疗疾病多从脾胃入手，小儿尤其如此。中医理论认为，脾胃为后天之本，小儿处于生长发育时期，五脏六腑皆有赖于脾胃之滋润濡养，故脾胃对于小儿尤为重要。脾胃的生理功能、病理变化古人多有论述，以李杲、张景岳的论说最为精辟，后人多宗其说。宋老推崇李、张之说，继承孔伯华老师衣钵，在临床中时时注意保护小儿脾胃，不仅注意保护小儿脾胃之阳气，亦重视脾胃之阴。小儿脏腑薄弱，为稚阴稚阳之体，其气血尚不充盛，依赖脾胃运化而生长发育。在病中更须依赖中气旺盛，抵御邪气，以图康复。因此宋老在治疗中，尤其是热病后期，常着重调理脾胃的升降功能，从脾胃入手，调理后天，荣养脏腑，补充先天，扶正祛邪，转化枢机，使病体复元。

宋老认为，脾胃位于中焦，升清降浊，共主饮食物的腐熟、泌别清浊，并将其水谷精微输布、营养全身。因此，体内脏器、筋骨、关节、经络皆有赖于脾胃水谷精微的运化、润养，所以说脾胃功能的强弱可以决定身体的强弱，也可以决定疾病是否能够迅速痊愈。

脾宜健，胃宜和，治疗时，不可大补，也不可大泻。脾胃适宜调理，这又是宋老治疗脾胃病的秘籍。宋老曾言，脾胃互为表里，在五行中属土，土为生物之本，其不燥不湿，不冷不热，方能生化万物。但脾为阴土，喜燥恶湿；胃为阳土，喜润恶燥，湿土宜燥，燥土宜湿。因此，脾健胃和，则二气平和，阴阳相调，燥湿既济，升降得宜，中焦健运，无疾体健。故宋老总结前半生的临床经验，创制"悦脾汤"这一调脾方剂。悦脾汤在临床运用时常因人因时而异，加减治疗多种脾胃疾患，效果极佳。

2. 探求医源，血证撮要

小儿血液病既是多发病又是疑难病，宋老注重这方面的研究已有数十年，逐步摸索到了一定规律。血小板减少性紫癜、过敏性紫癜、贫血、血友病等，经过中药治疗后大多数效果理想。

宋老认为，这些血证的发生与血络的失固、营卫的失和有着十分密切的关系。如《黄帝内经》认为若邪客于孙络，孙络满而外溢大络。孙络和大络都与荣卫相通，而影响荣卫的运行，致使荣卫稽留迟滞，荣卫不得配合流通运行，卫气不固而荣血外溢，荣血凝滞于肌表形成出血斑。因之营血虽然外溢，瘀于肌表，而实质仍为气血失调，本虚标实，其证大致可分为阴虚血热和阴虚血弱两型，其治应调内在之气血荣卫，而不只单纯消肤表之瘀斑。故而治疗本病的要点是祛邪寓于扶正之中，止血寓于养血之中，其用药宜柔和而不宜猛烈，须凉而不凝，温而不烈，固摄益气养血为治，气固则血止，气摄则血不外溢，化瘀而不动血，止血而不凝瘀。

3. 重视温病，擅治热证

孔伯华老先生善治温热病，以用石膏著称，人称“石膏孔”，宋祚民继承孔老学术思想，对小儿外感疾病进行了深入的探讨与研究，尤其对小儿发热、小儿咳嗽有较深的发掘。

4. 疑难杂症，潜心攻关

运用中医理法方药治疗现代疑难病，是中医药发展的一个重要课题。宋老在多年临床实践过程中，总结出一套完整的中医论治思路，如巨细胞病毒性脑炎（每晚抽风，视力障碍），治以柔肝息风，开窍除痰；帕金森病（全身颤抖激烈，饮食困难），治以填补真阴，潜阳柔肝，镇肝息风，从痿躄论治；病毒性脑炎后遗症（神志不清，情绪激动，失眠烦躁），治以利清窍开痰浊，通脑络化瘀滞。

5. 重视辨证，强调小儿特点

宋老在辨证诊治方面强调阴阳为钢，表里、虚实、寒热为六要。他认为，阴阳者，医道之总纲领也。至于六要者，病变之关键也。医者既须提纲挈领，又要把握关键。强调小儿指纹在疾病诊断中的重要作用。望闻问切是中医诊断的常见方法，而指纹诊法在儿科更为重要，应在治疗过程中，详辨真假。

宋老在临床中强调小儿与成人不同：小儿温病与小儿心常有火肝常有余、肺脏娇嫩之生理特性密切相关。治疗小儿外感内伤发热，与成人之外感发热不同，这是由小儿生理特性所决定的。生石膏甘寒清热，小儿发热用之清热而不伤阴。方中不用苦清热之芩、连、柏之品，以达热清而脾胃不伤之妙，同样可以解除各种外感、内伤之发热。当前各种病毒感染性发热用之效果更佳。

6. 科学研究，创制方剂

宋老在经历了大量的临床实践后，钻研古人经验，总结自己的临床体会，潜心研究自行创制了许多方剂，如止泻散，悦脾汤，清肺利咽汤，心肌炎1、2、3号方，生血糖浆，育血1、2号等。其中止泻散、悦脾汤在临床应用中效果显著。

三、学术成就

宋老撰写医学论文40余篇，出版《血液病证治撮要》《孔伯华医集》等医学论著10余部。并且注重培育年轻的医生，将自己的学术经验毫无保留地传授，通过收徒授业的形式，传承中医学术思想。

四、学术传承

学术继承人有李建、宋文芳等，院外徒弟有吴普增、叶明、张维广、杨景海、宋瑾、贾少林、叶茂茂、李辛、韩谨等，院内学生有苑晨、郑军、钱珊珊、樊惠兰、汪蕾、刘玉超等。

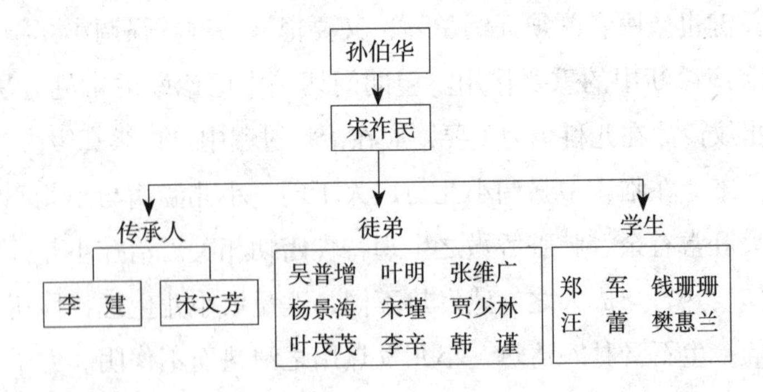

李建

李建，男，汉族，北京人，北京中医药大学教授，首都医科大学附属北京中医医院儿科主任医师。中医儿科知名专家，北京市朝阳区中医药专家师承工作优秀指导老师。从事中医临床工作30多年，2006年获全国首批百名科普专家称号，是北京市第一、二、三批健康科普专家。2007年获全国老中医药专家学术经验继承工作优秀继承人称号，担任全国名老中医药专家宋祚民传承工作室负责人。曾担任北京中医药学会科普专业委员会副秘书长、世界中医药学会联合会亚健康专业委员会常务理事、北京中医药学会师承工作委员会常务理事、北京中医药学会儿科委员会委员，《中国医刊》《中国临床医生》杂志编委。

李建教授1983年毕业于北京中医学院后，一直从事中医儿科、中医内科的医疗、教学、科研工作，拥有丰富的临床经验。特别是1990年在北京市名老中医师承工作、2003年全国名老中医师承工作中，正式拜宋老为师。经过十几年的跟师学习，提高了自身理论水平，并在长期的中医临床工作中，对中医儿科、内科的常见病及疑难杂症积累了丰富的临床经验。

李建教授钻研医术，笔耕不辍，撰写并发表学术论文50余篇，主篇《常见病最新疗法（儿科卷）》《中医儿科临床禁忌手册》《宋祚民中医儿科临证精要》，参与编写《黄帝内经素问白话解》等10余部中医专著，以及《中医体质的饮食调养》等中医科普书籍。陆续发表科普文章百余篇。在中央电视台的《健康之路》《中华医药》，北京电视台的《养生堂》《身边》《记忆》等诸多节目，以及中央及北京广播电台、人民网的健康节目中担当嘉宾，讲授中医药科普的相关知识。并在社区健康大讲堂为市民普及中医科普知识。

裴学义

一、生平简介

裴学义（1926—2017），北京市人，著名中医专家，主任医师，教授。曾任北京儿童医院中医科主任医师。1997年被国家中医药管理局确定为全国老中医药专家学术经验继承工作指导老师，享受国务院政府特殊津贴。1944年毕业于北平国医学院医科班，同年拜孔伯华为师，为孔师之关门弟子，随师研习十一年，深得前辈治学精髓真传。20世纪50年代初，曾任北京市东城区联合诊所所长，积极协助传染病医院、北京儿童医院治疗各种瘟疫杂病，成绩卓著，后受诸福棠院长之聘到北京儿童医院工作。曾任中国中医药学会理事。

二、学术思想

1. 调脾胃以安五脏

裴老在几十年儿科临床实践中，提出了“伤于脾胃，困于湿热，易生小儿之疾”的理论，临证强调“有胃气则生，无胃气则死”，不论治疗外感病还是杂病，均注意固护小儿脾胃之气，用药方面处处体现出调中州、斡旋四旁的原则。

2．祛湿热以畅气机

裴老认为小儿脾胃不足，感受湿热之邪是许多疾病发生的关键，清热利湿是常用大法。根据湿热孰轻孰重而选用清热化湿、宣畅气机的药物，既不可过用寒凉清热，也不可过用苦温燥湿，正所谓“徒清热则湿不退，徒祛湿则热愈炽”。邪若阻于上中二焦者，裴老常用芳香化湿透热、开上宣中之药，如藿香、佩兰等；邪若阻于中焦者，多用苦温燥湿、理气和中之品，如半夏、化橘红、厚朴、白豆蔻、神曲等；若邪阻中下焦者，则用清热燥湿法，药用黄柏、栀子、滑石、苦参等；邪阻于下焦之证多采用淡渗利湿法，药用通草、猪苓、茯苓、薏苡仁等。上述治法互相配合，以达到开上、畅中、渗下的效果。并特别强调在热病后期应仔细观察舌脉，如舌质仍红，脉数，或烦躁不安，提示余热未尽，须清深伏之热，至“脉静身凉”则愈。

3．善用清凉，固护阴液

小儿感邪之后热变最速，极易出现阳热亢盛、津液耗伤之象，因此发热是小儿常见症。裴老采用辛凉清热、甘寒育阴之法常收到较好的疗效。这其中值得强调的是，裴老十分注意救护阴液，他常说“固护一份阴液，保护一份生机”。在治疗中时刻注意健脾养胃，保护津液，滋潜下焦。如胃之阴津受伤，则受纳失职，纳谷呆钝，裴老常在用神曲、草豆蔻、砂仁、焦山楂、鸡内金、谷稻芽的基础上加石斛、麦冬、玄参、生地黄等，使全方清补而不腻补，养胃而不碍脾。

4．善用生药、藤类药

裴老在治疗各种小儿外感、内伤疾病时擅选用生药，如生麦芽、生牡蛎、生海蛤、生龟甲、生鳖甲等；治疗小儿风湿痹证时喜用藤类药，如青风藤、海风藤、络石藤、鸡血藤、忍冬藤等。因作用不同，用法有别。

5. 三因制宜，灵活变通

裴老强调因人、因时、因地制宜。如治疗外感疾病，常结合四季用药：春季多风，常用防风等散风解表药；夏季多湿，加用藿香、佩兰等芳香化湿解表之药；秋季多燥，选用桑叶、菊花、杏仁等辛凉甘润之品；冬季寒冷，加入荆芥等辛温发散解表之药。另外，根据体质不同，裴老用药也有侧重：如体质消瘦的患儿常属阴分不足，虚火内扰，治疗宜育阴清热，选用鲜芦根、鲜茅根、石斛、生地黄等甘寒养阴之品；体质肥胖的患儿常属脾阳不足，痰湿壅盛，方中宜加半夏、橘红、茯苓、苍术、白术、滑石等健脾祛湿之品。

三、学术成就

裴老致力于中医儿科的继承、发展和创新，并对儿科领域的疑难杂症进行了中医药诊疗的积极探索，培养了优秀的中医儿科继承人，对中医儿科的发展产生了深远的积极的影响。

1. 中医药治疗儿科急症

在中国首屈一指的北京儿童医院，西医高手云集，知名专家不计其数。中医药作为传统意识中的“慢郎中”，有没有立足之地？而裴老等前辈们，正是在20世纪50年代初，因擅长治疗温热病、疑难杂症而闻名，曾协助传染病医院、北京儿童医院治疗各种瘟疫杂病，因成绩卓著而受诸福棠院长之聘到北京儿童医院工作。几十年来，他总结出了乙型脑炎、腺病毒肺炎等儿科急性热症以及感染后综合征，婴儿肝炎综合征，儿童过敏性紫癜等一整套成熟的治疗方法。并积极采用西医学的诊断方法，以及医学统计学理论，力求公平公正地评价中医药的治疗效果。几十年来独创了一条中西医学公认的儿科急危重症病人的治疗思路，可以说是中医儿科学发展的里程碑。在裴老及各位中西医老前辈的不断努力下，北京儿童医院中医科成为国家级重点专科实验室和科研基地。

2. 对“阳常有余，阴常不足”的新认识

阴不足者，众人皆遵儿科医圣钱乙之古训，临证多以“六味地黄丸”为主方。而裴老认为，时过境迁，当前阴不足者，多同时伴有脾阳虚衰，这与当今人们生活习惯改变有关。比如冰箱和冷饮的普及，造成儿童包括部分成人脾胃阳虚乃至肾气不足者众。若古方不加调整直接施治，每多无效。故自创补阴健胃醒脾之法，治疗儿童食欲不振，消化不良，发育迟缓，独具奇效。凸显孔派医者治学之风格，师古而不泥古，遵古方而不囿于古方。

3. 裴老提出“湿热伤阴”论述

将“阳常有余，阴常不足”之理论扩大到成人各科疑难杂病的治疗实践。深入探讨“湿热伤阴”的理论价值，必将对当前的“生活习惯病”的预防与治疗产生深远影响。湿为阴邪，热为阳邪。二者胶着为患，湿热缠绵，如油合面，黏滞难除，日久愈加耗伤阴液，形成湿热伤阴之证。此时如补阴，恐更加滋腻，若补阳，恐更伤阴液，不论对儿科或成人，均形成临床难治之症。究其原因，与儿童易伤脾阳之生活习惯有关，即现代人生活方式的改变所致。裴老把人们每日过食肥甘厚味均称之为“浊毒”，食物入口，进十出三，剩余的七则在体内变成了“浊”，日复一日，一部分在身体内就会产生湿，痰，瘀，毒；按照西医学的观点就会变成过多的胆固醇、甘油三酯、尿酸和血糖的堆积，最后形成各种生活习惯病等难治病。如以高血压、高血脂、高血糖以及腹部脂肪增高为特点的“新陈代谢综合征”。按照中医四诊八纲、辨证论治大法分析，这些病绝大部分属于湿热、痰湿证。而另一方面机体真正需要的“真阴”等精微物质严重不足，表现出微量元素极度缺失。裴老40余年前就明确指出，这些问题均来自一日三餐的不当饮食。高瞻远瞩地指出现代人的不良生活习惯必将造成若干年后人们的体质出现变化，形成现在的一大临床现象，即湿热证多，由于湿热引起的疑难杂症多。

四、学术传承

裴老学术传承人有卢燕、幺远、柳静、胡艳、史学、裴胜等。

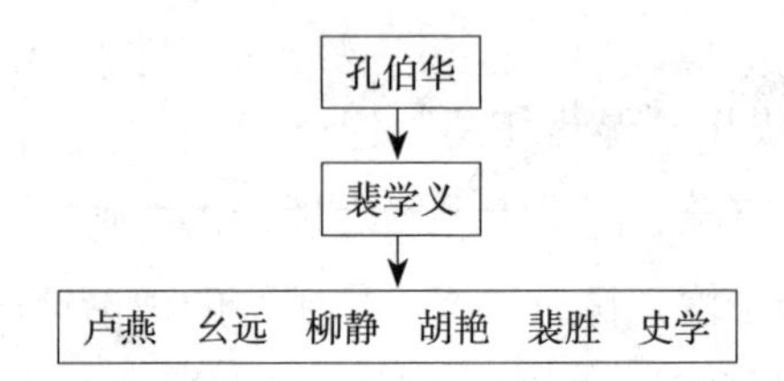

1. 卢燕

卢燕（1953.3—），主任医师，硕士生导师。1978年毕业于首都医科大学中医系，同年分配到北京儿童医院中医科工作。曾师从裴学义主任医师。对小儿急性发热性疾病，呼吸系统疾病以及消化系统疾病积累了丰富的中医治疗经验，尤其对于急性发热、慢性咳嗽、乳儿肝炎有较好的治疗效果。近年来研究儿童风湿性疾病的治疗，擅长过敏性紫癜以及过敏性紫癜肾炎的治疗。

2. 幺远

幺远（1958.9—），主任医师，硕士生导师，副教授。2002

年参加第三批全国老中医药专家学术经验继承工作，为裴学义先生的学术继承人。从事中西医儿科临床工作30余年，主要开展中医药治疗儿童风湿性疾病、儿科常见病毒性疾病等的临床科研工作。主持多项国家级、市局级科研课题。对儿童过敏性紫癜、紫癜性肾炎、幼年特发性关节炎、幼年强直性脊柱炎、传染性单核细胞增多症（EB病毒感染）的诊治及中西药治疗具有丰富的经验。

3．柳静

柳静（1963.6—），1987年毕业于北京中医药大学，1997年拜裴学义为师，随师学习3年，获得优秀继承人称号。在北京儿童医院从事中西医结合儿科临床工作30余年。近10余年主要研究方向为小儿妇科疾病，在女童外阴阴道疾病、女童性早熟、青春期月经病等方面做了进一步研究，完成及参与科研课题七项。和专业组同仁一起研制了“洁童阴洗液”治疗女童外阴阴道炎，“复幼合剂”治疗女童性早熟，取得了良好的社会效益和经济效益。2000年科研成果“洁童阴洗液治疗幼女外阴阴道炎的临床与实验研究”获北京市科技进步三等奖。在2017年国家重点研发计划中医药现代化研究专项“中医药减少儿童细菌感染性疾病抗生素应用的示范研究”中担任“中药替代抗生素治疗儿童外阴阴道炎的临床及基础研究”课题负责人，目前研究正在进行中。在核心期刊发表学术论文20余篇，参编儿科专著2部。兼任中华中医药学会儿科分会常务委员，中国中西医结合委员会儿科分会常务委员，全国中医药高等教育学会儿科研究会常务理事，世界中医药学会联合会儿科专业委员会常务理事，北京中西医结合学会理事，北京中医药学会妇科分会委员。

4. 胡艳

胡艳（1964.8—），中医科知名专家，北京中医药大学中医内科学硕士，首都医科大学副教授，硕士生导师。1997 年被选为裴学义先生的学术继承人，结业时被北京市中医管理局评为优秀继承人；于 2001 年师从北京中日友好医院阎小萍教授，系统地学习中医风湿病的临床治疗。2001 年入选北京市中医管理局“125 计划”，考核成绩突出，结业时被北京市中医管理局评为中医药优秀“125 计划”人才。擅长治疗过敏性紫癜、婴儿肝炎综合征、肾病综合征、肾炎、系统性红斑狼疮、类风湿关节炎、强直性脊柱炎、皮肌炎、干燥综合征、白塞病。

5. 裴胜

裴胜（1956—），毕业于首都医科大学，副主任医师，原北京中医医院儿科专家。北京中医药学会儿科专业委员会常务理事。裴学义之子。2002 年被选为国家级名老中医继承人，成为裴学义的弟子。从事临床及科教研工作 30 余年，在继承裴老儿科学术思想的基础上不断创新，强调小儿脏气轻灵，随拨随应，但能确得其本，则一药可愈，提倡儿科用药少用苦寒、多用甘寒、药少力专、中病即止的原则。参与科研课题“科技部‘十一五’‘十二五’科技支撑项目——裴学义学术思想经验研究”及北京市中医管理局多项科研课题，著有《婴幼儿童医学百科》《大国医》《儿童特效穴位保健》《宝宝常见病的防治》等著作 7 部。曾在北京卫视“养生堂”节目，中国教育电视台“非童小可”，腾讯视频儿科门诊及多家地方电视台、广播电台作客。在未病先防思想指导下，研制出贝儿润、贝儿壮两种专利产品，行销全国。临床擅长治疗反复呼吸道感染、发热、咳嗽、腺样体肥大、过敏性鼻炎、过敏性咳喘、过敏性紫癜、过敏性荨麻疹、湿疹、厌食、腹痛、腹泻、便秘及肝炎、黄疸、抽动 – 秽语综合征、肾病、性早熟、发育迟缓等疾病。

6. 史学

史学（1959.4—），主任医师，教授，硕士生导师。从事中医、中西医结合儿科临床工作30余年。主要研究方向为中西医结合治疗小儿脾胃病、小儿肿瘤化疗的中药支持，以及小儿紫癜性肾炎、小儿IgA肾病的治疗。擅长小儿脾胃病如厌食、便秘、胃炎、溃疡病、胃食管反流、小儿腹泻病、乳儿肝炎等治疗；应用中药缓解实体肿瘤小儿化疗的不良反应，对小儿呼吸道感染疾病如上呼吸道感、气管炎、肺炎等及过敏性紫癜、紫癜性肾炎、小儿IgA肾病的中西医结合治疗，小儿体虚易感的中药调理等。

滕宣光

一、生平简介

滕宣光（1926—2000），男，河北省枣强县人，曾为北京中医医院儿科主任医师，儿科学术带头人。滕老自幼喜爱中医，1944年拜老中医孔牧民为师学习中医经典，博览苦读，打下了坚实的中医理论基础。1950年参加了北京市卫生局举办的预防医学班学习，期满结业，进入北京市中医进修学校学习现代医学基础及临床课程，成绩优秀，毕业后留校任教，边教学边临床。1956年，滕老拜名噪京城的儿科专家周慕新老先生为师，侍诊左右，聆听教诲，得师真传。1959年调入北京中医医院。曾兼任北京联合大学中医药学院教授职务，讲授中医儿科学，多次被评为市、院优秀教师。曾任北京中医药学会儿科委员，北京中医医院学术委员会委员、院内中级职称评审委员会委员，北京市名老中医；中国医学科学院植物研究所顾问，北京制药厂顾问;《健康顾问》杂志咨询专家等。1990年被确定为北京市老中医药专家学术经验继承工作指导老师。

滕宣光先后师承著名中医孔牧民、周慕新，并根据自己多年来临床经验，遵古而不泥古，集诸家之长，重视溯本求源，探索创新，另辟蹊径，在杏坛中独树一帜，逐渐形成自己的临床理论。滕老行医40余年，经验丰富，尤其在治疗小儿呼吸、消化系统等疾病方面造诣颇深，集多年经验，研制出儿童易于服用的系列药物“宁尔咳”“康尔嗽”“平尔热”等院内制剂，专治小儿各种发热、气管炎、支气管炎、肺炎等疾病，疗效显著。此外，滕老针对小儿高热研制的“青柴汤”，屡建奇效，为中医儿科的急救退热提供了很好的治疗思路。

二、学术思想

1. 处方选药三因制宜

滕老认为，小儿稚体阳气偏盛，感寒极易化热，且变化迅速，加之当前育儿，食甘习厚，易助热化火，偏食寒凉，伤其脾气，故辨证时要因时、因地、因食而施，结合患儿体质的虚实、地区的寒温、饮食习惯等因素，选方用药。

2. 清热透邪护阴治疗小儿外感热病

在治疗外感热病时，滕老认为，小儿生理阳气偏盛，感邪极易化热，故发病后以阳证、热证居多。同时“阴常不足”，故在热性病中容易出现阴虚津亏的症状。而判断小儿外感发热有无伤阴当以小儿发热的热型以及舌象为主，而不应以病程长短、体温高低决定。故见卫之证，要顾其津、护其阴。在治疗中，不主张以病程长短定其邪之深浅，从而打破先表后里、由浅而深、先卫后营及初用辛凉、继用甘寒、后用咸寒的传统治疗原则，而是根据小儿病情、生理特点，预知邪必传里，在清除里热的同时，兼用甘苦微寒之品，既阻断了病势，又防患于未然。

3. 以“治痰”为核心治疗小儿咳嗽

在治疗小儿呼吸道疾患时，滕老认为治肺宜调气，肺气不降则咳嗽，故选用苏子、桑皮、黄芩、杏仁，顺其宣清肃降之性，既能调气，又能治咳。肺为娇脏，上连咽喉，外开窍于皮毛，毒邪上受，风邪入侵，闭郁肺气而化热，热灼津液为痰，致肺气失于宣清肃降而令人咳喘，迭声连起。痰阻气道则喷嚏、气促、咽痒鼻干、呼吸困难，加用葶苈子、白前降气平喘而消痰；痰热蕴久必伤阴，加用百合、枇杷叶润肺止咳，以阻伤肺之势；烦急躁扰为肺热及心，加用栀子泻心清热；热及胃腑者加用竹茹清肺凉胃。小儿饮冷嗜凉，久则伤脾，脾虚湿停，聚湿为痰，痰壅气道，随气而动，故临床常见面色黄白，喉间辘辘，难以治愈。滕老认为，二陈汤治痰世医执之，临床常选二陈汤去甘草，以燥湿化痰，理脾和中，断其生痰之源，同时根据小儿稚阳多热特点，加苏子、桑皮、黄芩、杏仁，下气开郁，清肺止咳，既能防半夏、橘皮温燥伤肺，又能避免苦寒损伤脾胃。滕老根据多年经验，研制出便于儿童服用的“宁尔咳”“康尔嗽”口服液，专治小儿气管炎、支气管炎、肺炎等呼吸系统疾病，疗效显著。

4. 治疗小儿消化系统疾病重视“寒邪”

在治疗小儿消化系统疾病时，滕老根据小儿脾常不足、肾常虚的生理病理特点，注意保先天，固后天。他认为小儿稚阴稚阳之体，生长发育中不断依赖脾胃的濡润，选方用药时，要力争采用升发脾阳之品，勿伤脾气，防留后遗。滕老研究了今人的饮食结构，在治疗小儿厌食、泄泻、腹痛等消化系统疾病中，另有创意。如治疗小儿胃肠痉挛，滕老考虑今人育儿娇纵，食寒凉无度，睡时去衣揭被，敞胸露腹，久而久之，寒袭中焦致脾虚中寒，寒凝则气滞，气滞则血瘀，致使中焦运化升降失司，引起腹痛，临床上此类多见，常表现为脘腹疼痛阵作，喜曲腰揉按俯卧，腹胀，食欲不振，甚则恶心呕吐，疼痛难忍，面色黄白无华，重则面色青白，舌质淡或淡胖，脉沉缓。滕老遵“中不足者，补之以甘，形不足者，温之以气”，选用小建中汤加减为基本方治疗小儿脾胃虚寒所致的腹痛，临床收效明显。其中小建中汤去饴糖、甘草、大枣，将生姜改为炮姜，取其辛而不散，温而不移，除寒暖中，延长药力，诸药合用，可达到温中散寒，缓急止痛的作用，并仍有调和营卫之功。

三、学术成就

滕老行医40余年，总结实践经验，先后撰写专业学术论文15篇，刊载于专业期刊及《北京市老中医经验选编》。主编有《中医儿科常见病证治概要》《幼儿临症经验》等书，协编有《中医症状鉴别诊断学》《中医百病自我疗养丛书》等。根据他多年治疗小儿急性外感发热的经验研制的“平尔热”浓缩煎剂，进行了临床与实验研究，并获市科委科技进步二等奖。

四、学术传承

主要传承人有苑晨、钱珊珊、王国玮等。

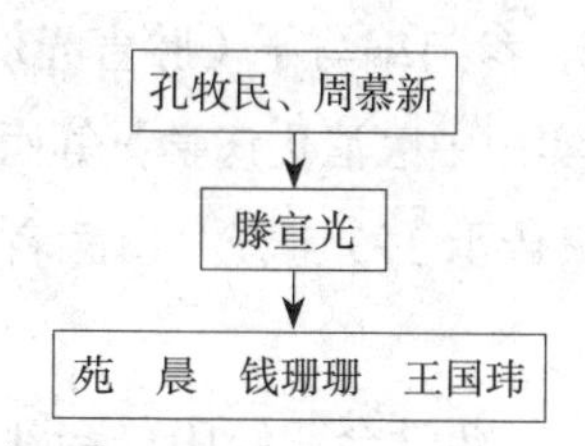

王国玮

王国玮，男，北京中医医院内科主任医师。出身于中医世家，自幼随父王鸿士教授（全国名老中医，著名中医疑难病、肝病专家）学习中医。1987年毕业于北京中医药大学，在北京中医医院儿科从事临床工作10余年；1996年在北京中医医院肝病科任主任，主要从事肝病的临床治疗与研究；2000年任北京中医医院门诊部主任；2007年起任北京中医医院副院长。

1987年到北京中医医院儿科工作，1994年拜北京市名老中医、儿科专家滕宣光为师，通过学习及临床实践，对儿童常见病、多发病的治疗积累了一些经验，尤其对儿童易感、外感发热、支气管炎、哮喘、厌食症、消化不良等有显著疗效。1996年调入北京中医医院肝病科任主任，研究王氏治肝经验。在治疗慢性乙型肝炎、肝硬化、脂肪肝、酒精性肝病方面积累了丰富的经验，探索出了一条发挥中医特色、结合现代医学治疗各类肝病的道路。提出“百病从肝治，治肝先实脾”的治肝思路。在治疗内科杂病等方面取得了很好的疗效。

先后在《中医杂志》《中医药学报》《北京中医》等国内知名专业刊物上发表儿科、内科专业论文30余篇：如“疏肝健脾汤治疗慢性乙肝287例临床观察”“王鸿士主要学术思想初探”“气分药在肝炎治疗中的使用”“王鸿士治疗肝硬化腹水经验”等，同时主编了《肾病诊疗》《王鸿士肝病临证精华》《王鸿士临证经验实录》，参与编写了《滕宣光幼儿临证验案》《护士临床用药手册》《实用中医消化病学》等医学专著。目前还担任北京中医药“薪火传承3+3工程”中医名家王鸿士研究室主要负责人。

现在兼任中华中医药学会亚健康分会副主任委员、世界中医药学会联合会亚健康专业委员会副会长、中华中医药学会继续教育专业委员会副主任委员、中华中医药学会治未病分会副主任委员、中华中医药学会肝胆病分会委员、中华中医药学会科普分会委员、北京中医药学会常务理事兼副秘书长、北京中西医结合学会理事、北京中医药学会师承工作委员会主任委员、北京中医药学会肝病专业委员会专家指导委员会专家、北京中西医结合学会消化专业委员会委员、北京中西医结合学会老年专业委员会委员、北京中医药学会科普专业委员会副主任委员、中华中医药学会首席健康科普专家、北京健康科普专家等职。

温振英

一、生平简介

温振英（1928—），汉族，辽宁省辽阳县人，主任医师，博士生导师。1953 年毕业于湖南湘雅医学院。先后在中国医科大学、北京医学院（现北京大学医学部）工作，在此期间跟随秦振庭教授学习多年。1959 年以儿科主治医师身份响应号召参加北京第一届西医离职学习中医班。毕业后于 1961 年分派到北京中医医院，从事中医儿科医疗研究和教学近 60 年。曾兼任全国和北京中西医结合儿科研究会理事和委员、全国优生科学协会理事、小儿营养学会专家委员会委员、《实用儿科临床杂志》编委、《北京中医》编委、《中医杂志》特邀编审。第三、四批全国老中医药专家学术经验继承工作指导老师，享受国务院政府特殊津贴。第二届首都国医名师，国家中医药管理局全国名老中医药专家温振英传承工作室导师，北京中医药薪火传承“3+3”工程“温振英名医传承工作站”导师。

温振英教授认真研习古代经典著作，其中《黄帝内经》《伤寒杂病论》《脾胃论》《小儿药证直诀》《格致余论》《温病条辨》等书对其影响深远。温振英教授在临床工作中不仅向本专业的祁振华、杨艺农、周慕新等多位名医学习，还求教于其他科室确有专长的前辈如皮外科专家赵炳南、风湿痹证专家王为兰、肾病专家姚正平等，并非常注重中医药学在传承基础上的不断创新。

二、学术思想

1. 从中医整体观延伸出“整体医疗”理论

体质是人体处于相对健康时的一种身体状态，是先天与后天多种因素共同作用下形成的一种个性特征。患者体质决定了对某种致病因素和某些疾病的易感性，而且在发病形式上，由于邪气的种类、性质、强弱和致病途径不同，个体又有脏腑气血阴阳偏颇的体质差异，因此体质因素决定病机的从化，在疾病的开始阶段即表现为不同的类型。同样是外感致病的感冒，不同的体质表现的证型不同。气虚、阳虚体质的患者多表现为风寒感冒，阴虚体质的患者则多表现为风热感冒。因此治疗原则必然迥异。无论是急性病还是慢性病，温振英教授诊治疾病均紧密结合病人体质特点，临床取得了较好的疗效。

“整体医疗”理论，即在“辨体质”基础上进行辨证论治、病体同调、标本兼顾。

2. 面对复杂病机，提出“首从脾胃着手论治”

《素问·灵兰秘典论》曰：“脾胃者，仓廪之官，五味出焉。”机体生命活动的持续和气血津液的生化，都有赖于脾胃运化的水谷精微，因此称脾胃为后天之本、气血生化之源。脾胃位处中焦，主升清降浊，在人体内起到非常重要的斡旋作用。脾胃病则诸病由生，同时他脏病久亦多伤及脾胃，导致机体脏腑功能更为紊乱。正如金元时期的著名医家李东垣在《脾胃论》

中所云："若胃气之本弱，饮食自倍，则脾胃之气既伤……而诸病之所由生也。"《冯氏锦囊秘录》云："脾胃虚则百病生，调理中州，其首务也。"

因此，温教授认为在病机复杂之时，以脾胃为中心，根据脏腑间生克制化关系进行逐步调理，可收到"拨开云雾见青天"的疗效。

3. 强调运用"扶正祛邪"理论防治外感性疾病

正气存内，邪不可干。正气，是人体正常功能活动的总称，及人体正常功能所产生的各种维护健康的能力，包括自我调节能力、适应环境能力、抗邪防病能力和康复自愈能力。从物质方面讲，正气包括人体的精、气、血、津、液。邪气，与正气相对而言，泛指各种致病因素，包括存在于外界环境之中和人体内部产生的各种致病或损伤正气作用的因素，如六淫、疠气、七情、外伤及痰饮、瘀血等。

中医学理论强调整体观念和脏腑相互有机联系和协调平衡，有"天人合一""形神合一"的理论，并以阴阳相对平衡、脏腑经络和气血协调为正常生理功能，即所谓"阴平阳秘，精神乃治"。阴阳不平衡，脏腑和气血失调，机体就会出现病理状态，所谓"阴阳偏胜，百病丛生""亢则害，承乃制"，说明机体在生命活动中有保持相对平衡稳定、自我调节和控制的能力以防外邪和内患困扰而发生疾病，这种自我调节、维持相对生理平衡的能力称为正气，促进和增强这一能力的法则称之为"扶正"法。

温教授认为疾病的发生发展，实质上是邪正交争的过程，疾病的预后转归，取决于邪正双方的消长进退。正气乃人体之根本，邪气乃疾病之标而已，治疗疾病必须时刻顾护人体之正气，可扶正以祛邪，或扶正祛邪兼施，并要做到祛邪而不伤正。

对于外感性疾病，汗吐下清消等祛邪之法固然重要，但抗生素快速发展的今天，调动人体抗邪能力，扶正祛邪法更是中医的优势所在。尤其是对于病毒感染性疾病，由于病毒侵犯人体及自身复制方式的特殊性，机体免疫在抑制病毒方面起着非常重要的作用，免疫力低不能抑制病毒的复制，但免疫亢进则会引起可怕的“炎症风暴”，导致机体的全身炎症反应而出现多脏器衰竭。故在治疗上采用扶正固本法，调动机体潜在的抗病因素，调节阴阳气血津液平衡。在感染性疾病的预防方面，温教授更不主张用治疗该类疾病的药物或清热解毒药进行预防，认为常人用该类药物或可损伤人体之正气，甚或导致正虚而邪侵，如通过饮食起居或扶正固本药物等提高人体正气的方法进行预防，可能会收到更为理想的效果。

4. 主张重视中医保健，运用中医理论发挥中医儿童保健特色优势

“预防为主”是我国卫生工作方针之一，“治未病”理论更是中医的特色，也是发挥中医学预防保健的核心内容。运用中医“整体观”，因人因地因时的居家生活保健措施的建立，是预防疾病的关键。让孩子们少生病甚至不生病，不仅可以减少孩子的痛苦，减轻家长的焦虑，保障儿童的正常生长发育，同时能够为国家节约医疗支出，降低财政负担，是国家发展的长久之计。

5. 与时俱进，注重气候、饮食等因素的变化对人体的影响

结合当今气候及人们饮食的变化，强调“养阴护津液”在临床治病及日常生活中的重要性。温教授认为，“小儿易热多火”与小儿的生理特点有关，但小儿为“稚阴稚阳”之体，其所谓之“火”并非实热，而是相对阴虚的表现。加之现今社会小儿常有饮食偏嗜、精神压力加大以及环境的改变等因素，阴虚体质患儿不断增加，因此治疗疾病应结合体质特点，注意养阴润燥，少用温燥或苦寒伤阴之品。

三、学术成就

温振英教授一直以科学发展观的精神指导中医课题研究，跟随不同时代疾病谱的变化选择研究课题方向，如从中医基础理论的四诊到小儿健康儿童的体质类型，疾病从传染病转向肾病、血液病直至免疫性疾病和小儿中医营养和保健。温振英教授带领儿科医务人员改良传统的院内制剂制成的健脾益气合剂，其用于治疗小儿营养性缺铁性贫血的研究获得卫生部乙级奖；“小儿腹泻的中医理论研究与临床方药筛选”研究获得市科委三等奖；运用扶正祛邪理论研制的养阴益气合剂广泛应用于病毒感染性疾病、过敏性疾病、免疫性疾病等的相关治疗。亲自撰写讲稿及公开发表论文 200 余篇，主编、参编著作 10 余本。

温教授孜孜不倦、锲而不舍地致力于中医儿科医、教、研工作，并把中医学的继承和创新视为自己的毕生事业。她是北京中医医院中西医结合儿科创建人之一和学科带头人，更是现代中医儿科的创建人。“探索辨疑难，实践以创新，治病为救人，解难必求真”是温振英教授治学、行医的原则。

四、学术传承

温教授学术传承人有郑军、李敏、王仲易、胡锦丽、王霞等。

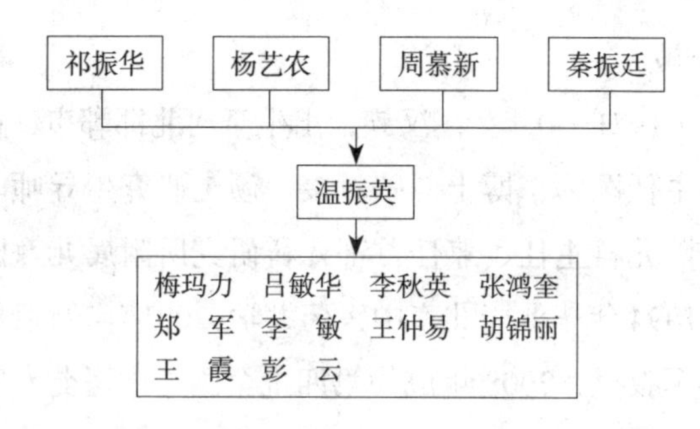

1. 郑军

郑军（1959—），女，汉族，北京市人，主任医师、教授，硕士研究生导师。郑军教授1983年毕业于北京中医药大学，毕业后始终工作于北京中医医院儿科，从事中医儿科医疗、教学、科研工作36年，曾任北京中医医院儿科主任、中医儿科教研室主任。现任中华中医药学会儿科分会委员、北京中医药学会儿科分会副主任委员、世界中医药学会联合会儿科分会常务理事、北京中医药大学客座教授、北京市中医管理局中医突发事件及传染病防治专家组专家等。担任国家级名老中医温振英传承工作室、北京市薪火传承“3+3”工程“温振英名医传承工作站”负责人。北京市中医儿科诊疗中心负责人；北京市朝阳区中医师承指导老师。北京市总工会市级职工创新工作室负责人。北京市“三八”红旗奖章获得者，北京市卫生局优秀共产党员。

郑军教授主持、参与国家中医药管理局、北京市科委、北京市中医管理局科研课题20余项，曾获得北京市科技进步三等奖。发表论文50余篇，主编、参编著作20余部。通过研究冯氏捏积疗法的治疗原理，总结冯氏捏积疗法的临床治疗效果，扩大了冯氏捏积疗法的治疗范围。作为主要参与人员开发创制了北京中医医院院内制剂“温肺化痰穴贴”，率先开展“冬病夏治、夏病冬防”的工作。

2. 李敏

李敏（1971—），女，汉族，出生于河北邯郸市，祖籍河北保定市。主任医师，博士，副教授，硕士研究生导师。现任北京中医医院儿科主任、兼任首都儿科研究所附属儿童医院中医科主任。1994年毕业于北京中医药大学，2001年攻读硕士学位，导师为郑军教授；2008年成为第四批全国老中医药专家学术经验继承人，师从温振英教授，并同时获得博士学位。后又拜国医名师王烈教授为师。兼任中华中医药学会儿科分会常务委员、中国中西医结合学会儿科分会委员、世界中医药联合会儿科分会常务理事、中国民族医药儿科专业委员会常务理事、中国中西医结合学会儿科分会委员、北京中西医结合变态反应学会常务委员等。

李敏从事中医、中西医结合儿科临床及科研、教学工作20余年，为北京中医药大学、首都医科大学中医药学院的兼职副教授，在儿童呼吸、消化、免疫系统疾病方面积累了较为丰富的经验，同时对中医小儿特色外治法进行了多项研究。主持、参与研究课题10余项，研究内容涉及名老中医学术思想及临证经验、儿童支气管哮喘、变应性鼻炎、小儿中医体质、小儿急性发热性疾病、“冯氏捏积”、穴位敷贴等；主持及参与国家多项诊疗共识、指南的制定。主编专著3部，副主编教材1部，参编教材2部。

曾获2018年度全国人民好医生、第二届首都中医榜样人物、优秀健康科普专家等称号。

3. 王仲易

王仲易（1966—），男，汉族，北京市人，主任医师。1991年毕业于北京中医学院（现北京中医药大学）中医系，毕业至今工作于北京中医医院儿科，师从温振英教授，是其国家级学术继承人，并曾跟随国医大师贺普仁教授学习针灸。现任中国中药协会儿童健康与药物研究专业委员会委员，北京中西医结合学会多动抽动症专业委员会常务委员、华北大区儿童遗尿症诊疗协作组专家组成员。从事中医儿科临床工作20余年，熟悉儿科常见病的中医治疗，擅长针灸治疗小儿神经系统、泌尿系统病证，治疗儿童抽动症、遗尿症效果显著。2016年主持完成省部级课题《中医儿科诊疗指南·遗尿》（修订）工作。同时担任临床教学工作，常年参加首都医科大学中医药学院及北京中医药大学"中医儿科学"课程的讲授及带教工作。

4. 胡锦丽

胡锦丽（1974—），女，汉族，北京市人，主任医师、副教授。1998年毕业于首都医科大学中医药学院，毕业后始终工作于北京中医医院。至今从事中医临床、教学、科研工作20余年。2008年成为温振英学术经验继承人，并于2011年获得北京中医药大学临床医学硕士学位。兼任中国中西医结合学会儿科专业委员会委员、中国中药协会儿童健康与药物研究专业委员会委员、北京中医药大学中医儿科临床学系委员、北京中西医结合学会儿科委员会委员、中国中医药研究促进会综合儿科分会理事等。

在国家级及省级医学期刊上发表学术论文14篇，参编中医论著5部，为《温振英儿科诊疗传真》的副主编。临床立足脾胃诊治小儿多种疾病，擅长治疗小儿消化系统疾病、呼吸系统疾病、过敏性疾病、鼻炎及腺样体肥大等。

5. 王霞

王霞（1968—），女，汉族，北京市人，副主任医师。于

1992 年毕业于首都医科大学中医药学院，毕业后一直在北京积水潭医院中医科工作，从事中医内科临床、教学及科研工作 20 余年。现任北京中医药学会儿科分会委员。作为主要参与人参加了国家重点基础研究发展计划（973 计划）“基于临床研究的经方量—效关系研究”课题“葛根芩连汤治疗 2 型糖尿病（湿热困脾证）量效关系研究”的临床分中心研究工作。为北京中医药薪火传承“3+3”工程梁仪韵名医传承工作站成员。

方鹤松

一、生平简介

方鹤松（1929—），江苏省溧阳市人，主任医师，教授，硕士生导师，享受国务院政府特殊津贴。1956年毕业于北京大学医学院医疗系，毕业后分配到北京友谊医院（当时称苏联红十字医院），任儿科副主任，曾在首都医科大学任教20年。1975年北京市第六期西医学习中医班毕业。1983年任首都儿科研究所副所长兼附属儿童医院副院长、传染科主任。曾担任卫生部腹泻病专家咨询委员会委员、中国微循环学会常务理事、北京中西医结合学会理事兼儿科专业委员会主任委员、北京医学会儿科学分会副主任委员、《北京医学》副总编辑、《中国实用儿科杂志》副主编、《临床儿科杂志》编委、比利时杨森国际医药研究委员会委员。

方鹤松教授不仅承袭了诸福棠、吴瑞萍、胡亚美、祝寿河等多位儿科名医的学术思想和高尚医德，还师从著名中医前辈周耀庭，在传承基础上不断创新，在60多年的儿科临床和研究中，不断探索，努力实践，善于总结。在儿科感染性疾病、微循环障碍、小儿腹泻病的基础与临床研究、中西医结合治疗方面取得了丰硕成果。

二、学术思想

1. 开拓“急性微循环障碍性疾病”的研究

1958 年参与祝寿河教授领导的科研团队，首创人工冬眠疗法治疗中毒型痢疾，将病死率由 22.3% 降为 4.2%。1964 年起从事临床微循环研究，发现了中毒型痢疾、暴发型流脑、感染性休克、休克型大叶肺炎等危重病过程中微循环障碍的变化规律，由此提出急性微循环障碍的发病学说，后与中国医学科学院药物研究所合作研究，发现了对改善微循环有独特作用的中国新药山莨菪碱（又称 654-2）。并开拓以 654-2 为主的综合疗法，用以治疗上述危重病，取得突破性进展，使病死率大幅度下降。中毒型痢疾病死率进一步下降到 1% 以下，暴发型流脑病死率由 60% 下降到 8.97%。

2. 全面开展对小儿腹泻病的防治研究

20 世纪 70 年代后期，当时世界卫生组织（WHO）把小儿腹泻病列为世界儿童疾病首要研究课题，而国内尚未开展系统研究，在 WHO 小儿腹泻病的统计资料中，中国相关数据是个空白。方教授立志要跟上世界形势，填补这个空白。

（1）*率先研究报道中国小儿“秋季腹泻”病原体*　方教授统计了历年北京友谊医院儿科收治的小儿腹泻病病例，发现一年中有两个流行高峰：一是发生在 6、7、8 月，称“夏季腹泻”，已查明夏季腹泻的主要病原体是致泻性大肠杆菌和痢疾杆菌；而另外一个高峰是发生在 10、11、12 月，又称“秋季腹泻”，长期以来病原体不明。此时方教授查阅了国外文献，首先做了“婴儿腹泻新病原——轮状病毒”的综述，并立即联合北京友谊医院病毒研究室、中国医学科学院病毒研究所及原东单三条儿童医院结合临床并采用免疫电镜及双份血清法开展了研究，发现小儿“秋冬季腹泻”病例中轮状病毒检出率达83.7%。

（2）开展中国七省一市小儿腹泻病防治研究 1985年方教授得到联合国儿童基金会、国家自然科学基金委员会及卫生部的资助，负责领导中国七省一市（包括福建、广东、云南、四川、湖北、陕西、山西省及北京市）小儿腹泻病的防治研究。经过三年艰苦的努力，圆满地完成了任务，取得了巨大的系列科研成果：①开展了大面积、大样本（119088人次）的流行病学调查，基本查清了我国小儿腹泻病的流行规律（包括发病率、年龄分布、时间分布、地区差别、性别差异、危险因素分析、死亡率等流行病学资料）。②通过全国大样本（2939例）腹泻病儿的粪便检测，基本查清了我国小儿腹泻的主要病原体。③研究出一套有效的预防方法，实施一年后可减少小儿腹泻发病率51.74%。④研究出简便、经济、易行的米汤电解质口服补液疗法。⑤对医院内腹泻病交叉感染进行了监测研究。查清了发生交叉感染的原因，并总结出一套预防交叉感染的有效方法。

（3）负责起草制订《中国腹泻病诊断治疗方案》 按照中国卫生部腹泻病控制规划的要求，1992年4月卫生部委托中华医学会儿科学分会感染、消化学组及首都儿科研究所组织全国有关腹泻病专家在北京召开了座谈会，讨论规范腹泻病的诊断与治疗。方教授起草了《中国腹泻病诊断治疗方案》供专家讨论，最后集中大家意见补充修改后通过。这对提高我国腹泻病临床诊断治疗水平，加强病例管理质量等方面起到了重要促进作用。

（4）大力改进腹泻病治疗方法 方教授认为沿用多年的腹

泻病治疗方法（包括禁食、过多应用静脉输液及滥用抗生素）是不科学、不合理的，应当废弃。建议建立新疗法：包括继续饮食、大力推广口服补液及纠正滥用抗生素。根据七省一市小儿腹泻病原监测结果，方教授提出：①约 70% 的水样便腹泻是由病毒或产毒素细菌引起，不需要应用抗生素；②只有约 30% 的脓血便腹泻是由侵袭性细菌引起，才需要应用抗生素。这就为腹泻病应用抗生素提出了一个准则。

（5）开创小儿腹泻病微生态疗法　为进一步探讨腹泻病的发病机理，寻找新疗法，1989 年方教授得到国家自然科学基金委员会的资助，带领研究生开展了“厌氧菌对腹泻病发病机理与治疗作用的研究”。结果显示腹泻时肠道厌氧菌（主要是双歧杆菌）减少了 1000 倍以上，这标志着肠内微生态系统严重失去平衡。肠道失去了厌氧菌的屏障与保护作用，从而易于被外来病原侵袭，导致腹泻病的发生。滥用抗生素则会加重菌群紊乱及微生态失衡。本研究结果提示：①肠道厌氧菌群减少、微生态失衡，在腹泻发病机理中起着重要作用；②同时采用双歧杆菌制剂治疗小儿腹泻病，以补充厌氧菌恢复微生态平衡，取得了显著疗效。这为微生态制剂预防和治疗腹泻病提供了理论依据，也为国内小儿腹泻病首创了微生态疗法。

（6）创建腹泻病中西医结合疗法　方鹤松教授本着“古为今用”“洋为中用”的原则，创建了中西医结合疗法用于治疗腹泻病。中医学在治疗腹泻病方面有着丰富经验，方教授重视“古为今用”，结合临床经验，把小儿腹泻病系统地分为湿热泻、脾胃虚寒泻、脾肾虚寒泻、脾虚泻及伤食泻五个类型，并总结出针对各型的独特有效的系列方剂。尤其是对于迁延、慢性与难治性的问题，方鹤松教授采用中医辨证施治的方法，取得了突出效果。在“洋为中用”方面，方教授主张积极学习西方好的经验，引进思密达（Smecta），在首都儿科研究所传染科做临床验证，用于治疗秋冬季水样便腹泻，取得显著效果，三天有效率可达95%。方鹤松教授在1992年腹泻病专家座谈会上做了推荐介绍，引起了轰动。会上还有专家表示怀疑，于是由首都儿科研究所牵头，组织上海医科大学附属儿科医院、中国医科大学附属二院、河南医学院、河北省儿童医院、湖南省儿童医院、北京儿童医院、华西医科大学等12家权威机构单位验证用于治疗水样便腹泻（其中约60%为轮状病毒阳性病例）共730例，应用Smecta治疗三天总有效率为94.5%，证实了其疗效与首都儿科研究所的结果一样，为Smecta在中国推广应用奠定了基础。方教授还认为Smecta是纠正水样便腹泻时滥用抗生素的最佳替代用品。

3. 大力提倡中西医结合

方鹤松教授原有比较厚实的西医基础，后又脱产系统地学习了中医（北京市第六期西医学习中医班毕业），临床应用辨证施治得心应手。方教授不但善于抢救危重病，而且善用中西医结合方法治疗小儿各种多发及疑难病证。经过多年积累和验证，总结出十几个治疗小儿常见病的经验方。如急、慢性腹泻，顽固性腹泻，厌食，消瘦，再发顽固性腹痛（胃炎、肠痉挛），夜啼，便秘，呕吐，婴儿肝炎，口腔炎等小儿消化系统疾病的治疗；方教授亦善于治疗小儿呼吸系统病，如重症病毒感染（流感、感冒发烧），化脓性扁桃体炎，急、慢性支气管炎，疱疹性咽炎，顽固性咳嗽，哮喘，急、慢性鼻炎等。

三、学术成就

方鹤松教授对“急性微循环障碍性疾病”的研究，在1978年获第一次全国科技大会一等奖；新药山莨菪碱（654-2）获国家发明二等奖。方鹤松教授于1979年在国内首先报道“中国小儿秋季腹泻”的主要病原体是轮状病毒，该研究获北京市科技进步二等奖，由此带动了国内病毒性腹泻的研究。方鹤松教授1985年开展的“中国七省一市小儿腹泻病防治研究”，填补了我国小儿腹泻病的多项空白。该研究获北京市科技进步一等奖，建国40周年百项优秀科技贡献奖。方鹤松教授为国内小儿腹泻病首创了微生态疗法，该研究获北京市科技进步三等奖。方教授的科研成果得到了国内外同行专家的好评，被公认为我国小儿腹泻病的学科带头人。他曾主持召开了第三、四届全国小儿腹泻病学术会议。方教授多年来发表论文150多篇，主编《小儿腹泻病学》《微循环临床与实验研究》《(社区医疗从书)儿科分册》《世界传统医学儿科学》，主译《小儿急救医学》专题论文集。参与编著《诸福棠实用儿科学》《儿科治疗学》《儿科诊断治疗学》《小儿急诊医学》《现代儿科治疗学》《实用临床儿科学》《小儿内科学》。

四、学术传承

方鹤松学术传承人有赵逸、张宝元。

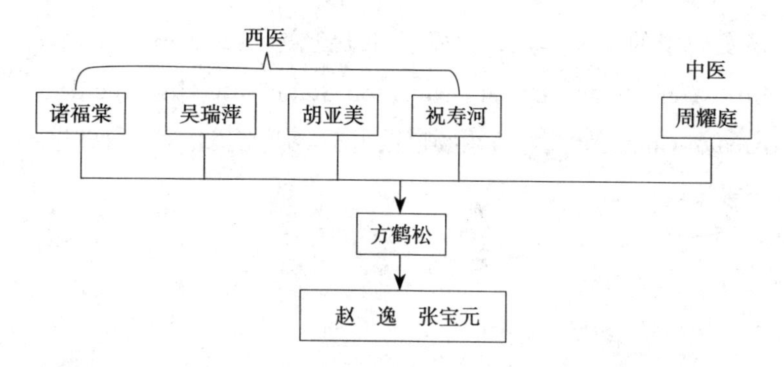

张宝元（1963.2—），男，河北秦皇岛人，医学硕士。首都儿科研究所儿科消化与营养微生态学专业研究员。中华医学会微生态学分会会员、中华医学会儿科学分会会员。现任首都儿科研究所感染管理处处长。师从方鹤松教授，从事儿科消化与营养微生态学科研与临床30余年。对儿童肠道微生态营养、腹泻病、幽门螺杆菌感染、胃炎、儿童过敏性胃肠疾病、儿童感染性疾病的防控等方面有较深入的研究和临床经验。多年来从事儿科临床和感染预防与控制工作，在方鹤松导师的教诲和指导下，擅长运用微生态及中西医结合方法治疗儿童腹泻病、消化不良、再发性腹痛、胃炎、幽门螺杆菌感染、食物蛋白不耐受症等儿童常见消化疾病。研制开发的“双歧杆菌发酵乳”获北京市科委中试成果转化支持项目，并有多种儿童营养食品成功开发转化。在核心期刊发表“腹泻患儿肠道厌氧菌群微生态学研究”“双歧杆菌及其WPG对S180荷瘤小鼠免疫调节和抑瘤作用研究”“高效表达幽门螺杆菌UreB重组蛋白工程菌的构建”“儿童抗幽门螺杆菌IgG和IgA水平的酶联免疫吸附试验检测”“双歧杆菌在儿科临床及保健中的应用”等学术论文20余篇。在儿童微生态营养与保健研究领域，通过中国出生缺陷高发地区的大样本流调研究，证实叶酸缺乏在出生缺陷发病中的重要作用，并发表 SCI 论文《Correlation Between Birth Defects and Dietary Nutrition Status in a High Incidence Area of China》。儿童腹泻肠道微生态学研究获北京市科技进步三等奖。

周耀庭

一、生平简介

周耀庭（1930—），男，浙江省岱山人。首都医科大学教授，主任医师，首都国医名师，博士研究生导师，国家级名老中医。1954 年毕业于山东医学院儿科系。1959 ～ 1961 年参加北京市第一届西医离职学习中医班学习，结业时获卫生部颁发的二等奖。1963 年至北京市中医医院工作，曾跟随儿科周慕新、杨艺农、祁振华，以及宗维新、吉良晨等名医学习。1971 年调到北京卫生职工医学院（现首都医科大学中医药学院），主要从事中医温病学及中医儿科学的教学工作。曾先后任北京联合大学中医药学院科研处处长，《北京中医药》杂志编委，北京中医药大学客座教授，《世界传统医学大系》副总主编，中国老教授协会理事，北京市振兴中医药基金会理事等职。全国第二、三、四批老中医药专家学术经验继承工作指导老师，全国名老中医药专家周耀庭承传工作室导师，北京中医药薪火传承“3+3”工程“周耀庭名医传承工作站”导师。美国世界传统医学科学院院士。

二、学术思想

1. 整体调治，多方辨证，善除顽疾

周教授常说人体是一个有机的整体，人与自然密不可分，所以患者得病往往非常复杂，感染的常常不是一种邪气，可风寒、风热、暑湿、湿热、风湿毒热，乃至疠气混合致病，还会有饮食失宜、七情内伤等多种因素影响。波及的也常不止一个脏器，心肺、心肾、肝肾、肝胃、心脾、胃肠、心肝肾等多个脏腑可同时发病或相互转化；病变涉及的也不仅一个层面、深浅，卫气营血可以顺传、逆传，也可卫气、营血、营卫、气血同病，三焦辨证也是如此。同时，中医的理论学说也是相互关联的，一名优秀的中医必须学会多方面辨证思考，才能抓住疑难杂症的根源。

2. 广纳各家学说，结合经典，创新发展温病理论

周教授从事温病教学工作 50 余年，对于温病的理法方药和经典名著谙熟于心，特别是对于叶天士的《外感温热论》和吴鞠通的《温病条辨》深入研究，反复揣摩，形成了不少自己的学术观点和临床方药特点。

根据叶天士在《外感温热论》论述的“温邪上受，首先犯肺”，吴鞠通所说的“凡病温者，始于上焦，在手太阴”，及陈平伯在《外感温病篇》中所述的“肺胃为温邪必犯之地”，周教授提出了“新感温病从口鼻而入，首先侵犯肺卫，顺传阳明，病变以肺胃为中心，邪在卫气两层占绝大多数，临床上 90% 新感温病均以此二经居多，少数逆传心包”的学术观点；发展了温病的卫气营血和三焦辨证的理论体系；补充了温病的治法方药。

周教授研究了《瘟疫论》《温热病篇》《伏邪新书》等多部温病经典名著的伏邪温病理论，总结和发展了“邪伏膜原”“伏毒”等伏邪学说。他非常重视湿邪，认为湿热病邪由口鼻而入，“自膜原直走中道”，临床症状以中焦脾胃为中心，而见湿阻膜原证，常用周氏柴胡达原饮治疗；他还认为温热多夹毒邪，故以其验方化扁解毒汤、普济消毒饮等清热解毒方剂治疗化脓性扁桃体炎、痄腮等疾病；此外，他还认为长期发热、皮肌炎、幼年类风湿关节炎、病毒性心肌炎、紫癜等疑难杂症多与人体感受湿热毒邪相关，运用清热解毒化湿之法治疗，常获得显著的疗效。

周教授认为《黄帝内经》《伤寒论》为中医学的奠基之作，对我们临床实践和理论研究会起到至关重要的作用，温病学是对伤寒论的补充和发展，二者有着千丝万缕的联系，故在研究温病学时，时时与伤寒论相对比，以便于深入理解和运用。在临床遇到难题时，亦常到《黄帝内经》等经典著作中去寻求答案，如此一来，那些枯燥难懂的经典条文就会令人终生难忘。

3．与时俱进，从肝论治

周教授在多年临床过程中观察到，现代社会人们的生活节奏日益加快，工作学习压力越来越大，情志长期抑郁，肝之疏泄多失于常态，气机升降失司，气血运行失常，不仅本脏易发生病变，常易波及他脏，引起多种病证，朱丹溪云：“气血冲和，万病不生，一有怫郁，诸病生焉。故人身诸病，多生于郁。”《医门法律》中亦有“诸病多生于肝”之说。肝郁日久，则易化火生风。故周教授运用疏肝法治病，涉及内外妇儿多科，联系多个脏腑，思路奇妙，疗效颇佳。

4．专擅儿科，注重脾肺

小儿具有“脾常不足，肺常虚”的生理特点，也就是说小儿呼吸系统和消化系统疾病最为常见，周教授从大学毕业至今，一直从事内、儿科临床和教学工作，早年又曾跟随周慕新、杨艺农、祁振华等多位儿科名医大家学习，对这两方面疾病研究颇深。

对于婴幼儿，周教授尤其重视乳食停滞的问题，体现于他治疗多种疾病的病机及潜方用药之中，如厌食、腹泻、呕吐、便秘、咳嗽、感冒、发热、夜啼等，他常以其经验方导滞四仙汤加减治疗，常常获得奇效。

周教授作为一代温病大家，对于呼吸道疾病极为重视，他擅长运用新感温病学理论适当地结合伤寒，指导小儿呼吸系统疾病的诊断和治疗，以其经验名方三子四仙汤，随证加减后治疗婴幼儿由上呼吸道感染、急慢性气管炎、肺炎所致的咳喘时，效如桴鼓。

5．中西互参，扬长避短

周教授常讲中西医各有所长，应充分发挥其各自的优势，更好地为患者服务。他一方面紧密注意西医学的发展动态，随时将其与中医有机地结合起来，利用现代化的检查手段，进行准确的诊断和定位，以便于精准治疗；另一方面，他又强调中医学是一门与众不同的科学，它有着自己独特的辨证论治体系，所以在进行中医辨证时，他常常完全抛弃西医观点，认为只有这样，才能充分发挥中医的特色。

三、学术成就

1987年，周教授在担任北京联合大学中医药学院的科研处处长时，参加了北京市攻关课题“脾胃学说研究”大课题中的“脾胃方药知识库”计算机软件研究，同时开展“清胆退黄汤退黄机理研究”。两年后“脾胃方药知识库”在“脾胃学说研究”大课题中率先圆满完成，受到北京市中医局和课题总领导的一致好评，“清胆退黄汤退黄机理研究”被评为北京市级三等奖。随后，周教授又开展了“清解汤的退热机理研究”的课题，并于1991年获北京市中医局级一等奖。

周教授以第一作者公开发表学术论文20余篇，如1982年在《北京中医》杂志上发表了“解毒法与温病”一文，探讨了“毒”在温病中的范围和意义，以及解毒法及方药的应用。主校了明代医家龚廷贤所著的《万病回春》、清代名医徐大椿编著的《徐大椿医书全集》，主编了《周耀庭临床经验集》《周耀庭临证解惑实录》《周耀庭讲小儿温病》等10余部专著。

四、学术传承

周耀庭学术传承人有郭丽娃、商建军、庞秀花、李明、韩谨、安俊英。

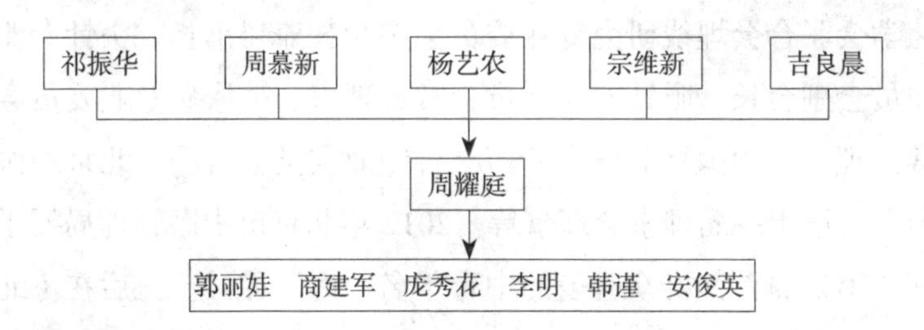

1. 商建军

商建军（1962—），男，汉族，北京市人，主任医师。北京中西医结合学会首届全科医学专业委员会副主任委员，北京住院医师规范化培训专业委员会委员，北京中医药学会中医全科专业委员会委员，北京市高级中医专家，北京市全科医学指导老师，北京中医药大学、国家教育部中医专业实验班指导老师。

第三批全国老中医药专家周耀庭教授学术经验继承人。先后就读于首都医科大学中医药学院和中国协和医科大学研究生院。从事中医临床、教学、科研工作34年。具有深厚的中医理论基础和丰富的临床实践经验。

他倡导“中西医学相互学习，取长补短，共同发展”的学术思想，主张“因病因证治宜，病证合参”的学术观点。在中医临床学科和针灸学科有较深造诣。擅长以中医传统疗法治疗皮肤病，良、恶性肿瘤，妇、儿科疾病等。主编医学著作1部，参与编写医学著作5部，发表学术论文20余篇。参与多项国家和北京市医学研究课题。

2. 庞秀花

庞秀花（1963—），主任医师，现任北京市门头沟区中医医院副院长，毕业于北京中医药大学，北京医科大学，是第三批全国老中医药专家周耀庭学术经验继承人，首届北京复合型中医药学术带头人，北京市中医药“125计划”人才，世界中医药学会联合会埋线研究专业委员会副会长兼秘书长、头针专业委员会副会长、眼针专业委员会常务理事、糖尿病专业委员会常务理事，中国针灸学会针药结合专业委员会常委，北京中医药学会第十一届理事会理事等。2012年北京市中医管理局授予其“第二届首都群众喜爱的中青年名中医”称号。先后在《北京中医》《中国现代医药杂志》《中国实验方剂学杂志》等国家级、市级核心期刊上发表论文10余篇。擅长中医针药结合治疗心脑血管疾病、糖尿病、脾胃病等内、外、妇、儿、皮肤科的常见病及一些疑难杂症。

3. 韩谨

韩谨（1966—），女，汉族，北京人，副主任医师，医学硕士。北京中医药学会儿科专业委员会委员，北京中医药学会肾病专业委员会常务委员，北京中西医结合学会变态反应专业委员会委员，中国中医药研究促进会综合儿科分会理事，北京市鼓楼中医院儿科主任。

1990年大学本科毕业于首都医科大学中医药学院。2011年获得北京中医药大学硕士学位。曾跟随金子文、王文友主任医师学习，师从国家级名老中医宋祚民、周耀庭教授。2008年正式成为周耀庭教授的学术经验继承人，为“周耀庭名医工作室”成员，参与周教授经验的总结和传承工作。从事中西医儿科、内科临床、教学工作30年。在儿科方面，对治疗小儿呼吸系统、消化系统及过敏性紫癜、急慢性发热、小儿多发性抽动症、心肌炎等疾病有较深的研究，疗效显著。善用外治法，开展了20余年的“伏九贴敷疗法”，创制了温中止痛贴、关节止痛贴，临床疗效显著。参与国家中医药管理局、北京市中医管理局科研课题2项，发表论文20余篇，如“周耀庭教授治疗继发性肾病验案举隅”“周耀庭教授运用疏肝法治疗小儿疑难杂症的经验”“周耀庭教授治疗弥漫性结缔组织病验案举隅”“周耀庭教授运用导滞十法治疗儿科疾病经验总结”“清热解毒凉血透邪法治疗小儿呼吸系统感染后长期发热18例”等，参编著作2部。

4. 安俊英

安俊英（1970—），女，汉族，北京人，主治医师、副教授，硕士研究生导师，北京联合大学特殊教育学院教师。全国盲人医疗按摩人员考试专家委员会成员，现任中国民族医药学会芳香医药分会理事。为周耀庭教授的学术经验继承人。1995年毕业于北京联合大学中医药学院（今首都医科大学中医药学院），后在北京联合大学特殊教育学院工作 19 年，主要从事中医儿科、中医内科、中医妇科的医疗、教学、科研工作。发表论文 16 篇，其中核心期刊 6 篇，获软件著作权 3 项，参编著作 10 余部。

李 贵

一、生平简介

李贵（1932—2012），北京市人。著名中西医结合儿科学专家，教授，主任医师，享受国务院政府特殊津贴专家。1959年7月毕业于原北京医学院医疗系（现北京大学医学部），1959年9月分配到北京友谊医院儿科工作。1985～1986年在中国中医研究院广安门医院全脱产西医学习中医1年。1984～1999年担任北京友谊医院儿科主任。1990年获北京市“五一”劳动奖章。2002年被评为第三批全国老中医药专家学术经验继承工作指导老师，2006年被评为国家级名老中医，2009年被评为第四批中医师承教育儿科中医学专业硕士指导教师。曾担任中国中西医结合学会儿科专业委员会第三、第四届主任委员。

二、学术思想

李贵教授通过多年临床实践发现，小儿呼吸道感染时可见肺气虚或肺热血热等证，皆可导致血瘀证的出现，结合多年的微循环研究，总结并提出“小儿多瘀证，血瘀证是儿科常见病的重要发病机制”。在其执笔的《小儿肺虚证、脾虚证、血瘀证及肾虚证诊断标准》中，给出了中西医结合小儿血瘀证诊断的主要指标和次要指标，具备1项主要指标或2项次要指标加1项参考指标者可诊断为血瘀证，若仅有参考指标而无临床表现则应全面考虑。根据临床不同病情提出多种活血化瘀疗法，如清热解毒活血化瘀、清热凉血活血化瘀、益气养阴（或养血）活血化瘀、通里攻下活血化瘀、益气养血破血逐瘀等，并先后开展了对呼吸系统疾病、过敏性紫癜、泌尿系统疾病、传染性单核细胞增多症、川崎病等多系统疾病与血瘀证的相关性临床与基础研究。

李贵教授于临床尤其重视脾胃。脾为后天之本，气血生化之源，人体气血脏腑、肌肉形体皆赖其养，小儿生长发育迅速，对化生精、血、津液的营养物质的需求比成人更多，但小儿脾胃运化功能尚未健旺，故其脾常相对不足。脾之不足又致肺气常虚，卫外不固，成为小儿易感邪发病的内因。在儿科临床中，反复的呼吸道感染尤为常见，在西医属“易感儿”，可能与机体免疫功能低下有关；而中医则认为“脾肺气虚，卫气不固”而致反复外感，其临床表现除一般呼吸道感染症状外，还兼见患儿面色黄晦无华、多汗恶风、食少纳呆或多食易饥、排便不畅等脾肺气虚之症。因此在治疗小儿外感时，主张不能一味清热、专注解表，而应强调在祛邪的同时不忘扶正，治以健脾益气之品，如茯苓、白术、黄芪等药。

三、学术成就

李贵教授从医50余年，在中西医结合诊治小儿呼吸道疾病、小儿肾脏疾病、过敏性紫癜及其并发症、小儿脾虚证等方面有着非常丰富的经验。与祝寿河等老一辈儿科专家共同完成人工冬眠疗法抢救中毒性痢疾和爆发性流脑，以及微循环相关研究。先后进行了肠系膜微循环、健康和疾病儿童（流脑、中毒性痢疾、病毒性肺炎、急性肾炎、肾病）甲皱微循环、健康和疾病儿童（哮喘、肾病）的舌蕈状乳头微循环观察和舌血流的测定，以及疾病过程中小儿体外血小板聚集、DIC、血黏度及血液流变学变化的观察和研究。

李贵教授多年来秉承精益求精的医疗作风和科学严谨的工作精神，收获了多项科学成果。他曾自主和指导研究生获得北京市卫生局和中医局四项科研成果奖和一项北京市高新科技证书。先后主编和参编了《中西医结合治疗小儿肺炎》《实用中西医儿科学》《儿科辨病专方治疗》《儿科常用中西医药物手册》《小儿X线诊断学》《中西医结合儿科临床》《袖珍药物治疗手册》《现代育儿新书》《现代婴幼儿保健》《育儿知识》等10余本医学书籍。发表40多篇医学论文。

四、学术传承

李贵学术传承人有崔红、刘晓红、林海等。

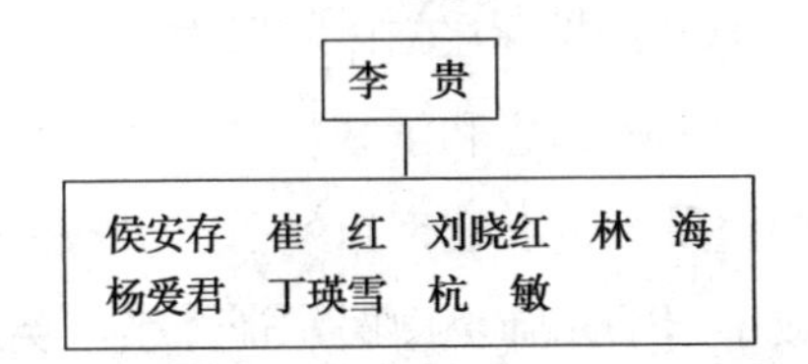

1. 崔红

崔红（1961—），女，汉族，北京市人，主任医师，教授，博士研究生导师，享受国务院政府特殊津贴。1984年毕业于北京第二医学院（现首都医科大学）医疗系，毕业后一直在北京友谊医院儿科工作至今。1999年任儿科副主任，2006年任儿科主任。兼任首都医科大学儿科学系副主任、联合教研室主任；中国中西医结合学会儿科专业委员会主任委员、北京中医药学会儿科专业委员会副主任委员、北京中西医结合学会儿科专业委员会副主任委员；北京医学会儿科学分会副主任委员、北京医学会早产与早产儿医学分会常委；中华医学会儿科学分会委员；中国医药教育协会新生儿专业委员会主任委员；中国医师协会儿童健康专业委员会副主任委员、中国医师协会儿科医师分会委员；北京医师协会儿科医师分会副会长；《中华儿科杂志》《中华新生儿科杂志》《中国儿童保健杂志》《中国医刊》《中国中西医结合杂志》《中国中西医结合儿科学》等编委。北京友谊医院中西医结合儿科重点学科（北京市中医局）和北京市临床重点专科负责人，全国名老中医药专家李贵传承工作室负责人，北京市中西医结合儿科诊疗中心负责人。

在闫田玉、李贵等老一辈中西医结合儿科专家的带领下，于临床实践中积极学习和探索中医、西医和中西医结合的理论和实际。2006 ～ 2009 年纳入北京市中医药人才培养计划（125 计划——Ⅱ类），经过 3 年多的理论学习和跟师（在此期间拜李贵教授为师）学习，并且在临床实践中进一步传承和发扬老一辈中西医结合专家的思想和学术精髓，并在北京市首发基金（中医）、中医局科研基金、北京市科委“十病十药”研发项目等资助下，完成了“小儿肺炎中医辨证体系与疾病评价体系之间内在关联及其病、证候、方剂的研究”“小儿重症肺炎支原体肺炎中医干预的基础和临床研究”“热毒净的成药性研究——对儿童 EB 病毒感染疗效的研究”“咳喘平合剂治疗儿童毛细支气管炎的成药性研究”。

根据循证医学的原则，在李贵教授经验方的基础上，分别自拟针对风热闭肺（支肺Ⅰ号，清热疏肺）、痰热闭肺（支肺Ⅱ

号，开肺化痰）、风寒闭肺（支肺Ⅲ号，疏风解表，宣肺化痰）治疗小儿不同证型重症肺炎支原体肺炎，观察其疗效，进一步研究其抗耐药和免疫调节的中西医作用机制，并获得专利。探讨了应用“专病专方”“一证一方”在西医医院中开展中西医结合治疗儿科常见病的推广和应用。

2001年8月～2002年12月赴加拿大东安大略省儿童医院、加拿大国家研究院生物研究所进修。30多年来，在医疗、科研和教学工作中，积极探索，努力钻研，带领儿科团队，很好地完成了临床医疗救治工作，特别是在对新生儿、早产儿脑损伤的救治和随访工作中积累了丰富的经验，以高超的医术救治大量危重症患儿。在光明日报光明网、摇篮网共同主办的“2014中国十大妇幼天使”活动中获得“2014～2015年度中国十大儿科医生”称号。几年来多次获国家自然科学基金、北京市自然科学基金、首都医学发展科研基金、国家中医药管理局科研基金等多项基金资助；获北京市卫生局科技进步一等奖1项，发表论文120余篇，其中SCI收录论文20余篇；以第一发明人获专利5项；主编《实用中西医结合儿科临床诊疗》《首都医科大学附属北京友谊医院儿科疾病病例精解》《儿科患者的治疗与保健》等；主译《临床药物治疗学——儿科疾病》，参编、参译多部著作。

2. 刘晓红

刘晓红（1962—），女，汉族，北京市人，主任医师，教授，硕士研究生导师。1985年毕业于北京第二医学院（现首都医科大学）儿科系，2002～2004年在北京师范大学心理学研究所在职读研究生。1985～1988年，在北京市丰台区东铁营医院儿科工作，1988～2017年在北京友谊医院儿科工作。担任三届中国中西医结合学会儿科专业委员会委员、北京中西医结合学会儿科专业委员会委员。主要从事儿科临床、教学和科研工作，重点从事儿科呼吸、肾脏、营养专业的工作，在中西医结合诊治小儿疾病的科研和医疗中积累了丰富的经验。2008年被选拔为第四批全国老中医药专家学术经验继承人，师承李贵教授，2011年顺利结业。

刘晓红运用中西两法从事临床与科研工作，参加过中药及肝素对过敏性紫癜的治疗作用对比研究和肾病、肺炎等疾病的系统中西医结合治疗方法的观察研究。在支原体肺炎的动物模型中探讨了李贵教授等拟订的抗毒通瘀合剂、蛭丹化瘀口服液的作用机制，发现其可减少血栓形成，降低全血黏度，提高GSH-PX活力，打断MP致病的重要环节，对治疗支原体肺炎有较好的疗效。开展了中药热毒净对小儿传染性单核细胞增多症的作用机制的研究，动物实验、体外实验及临床实验多方面证实了在传染性单核细胞增多症的治疗中，其具有抑制病毒表达、改善免疫机制等作用。从微循环、免疫、抗氧化等方面对我科多年使用的清热解毒、活血化瘀中药以及通里攻下、活血化瘀中药进行了一定深度的研究。曾完成运用温肺定喘、活血化瘀法治疗呼吸道合胞病毒性毛细支气管炎、肺炎等多项研究，对小儿病毒性肺炎、支原体肺炎的临床治疗有独到见解。

曾获1996年北京市卫生局科技成果一等奖，并担任过4项市级、中医局科研课题的项目负责人，项目顺利完成。在核心期刊以第一作者发表论文30余篇，主编论著一部，参编论著7部。

3. 林海

林海（1971—），男，汉族，北京市人，1996年毕业于北京联合大学中医药学院。1996 年至今在北京友谊医院中医科工作，现任北京友谊医院中医科副主任，副主任医师。第四批全国老中医药专家李贵教授学术经验继承人。北京中医药学会理事，北京中医药学会综合医院中医工作委员会常务委员，北京中医药学会临床药学专业委员会常务委员，中国医师协会中西医结合分会综合医院中医药工作委员会常委，世界中医药学会联合会慢病管理专业委员会委员，中国微生物学会人兽共患病病源学专业委员会委员。主要研究方向是中医治疗小儿呼吸道感染，脾胃病，肿瘤。系统全面地传承总结了李贵教授的学术渊源和学术思想，在治疗小儿呼吸道感染方面，继承了李贵教授重视脾胃、活血化瘀的学术思想。

邹治文

一、生平简介

邹治文（1932—2011），女，福建福州人，中共党员，研究员，主任医师，出身于中医药世家。曾任中国中医科学院广安门医院儿科主任、中华中医药学会儿科分会名誉会长、中华中医药学会科学技术奖评审委员会评委、国家药品监督管理局药品评审专家。现任中国中医科学院研究员、广安门医院主任医师、第二批全国老中医药专家学术经验继承工作指导老师、《中医儿科杂志》顾问、美国国际针灸医学院中医教授、美国布碌仑推拿学院中医教授、美国中医针灸医师联合总会高级顾问。

二、学术思想

1. 临床用药强调清补并用，不可过于攻伐

小儿稚阴稚阳之体，易虚易实，心肝有余而肺脾不足，肾常亏。邹治文主任在治疗儿童以“肝风内动”为主证的病证中，强调清热平肝息风与滋阴补肾同用，滋水以涵木，通过补肾阴滋肝阴，肝阴充盛而虚阳自敛，配合清热平肝，则息风止动疗效显著。

2. 辨证治则强调以脾为枢，补后天以强先天，健脾气以

养元气

整体观和辨证论治是中医药文化的特色和治病法宝，邹治文主任在长期的临床研究里发现，小儿的多种慢性、反复性疾病，均与脾气亏虚、脾失健运有关，故在治疗中，强调健脾益气，兼平抑肝阳，使肝气调达而脾气健运，肺气充足而肾有所养，从而达到脏腑协调，元气充盛的状态。

三、学术成就

邹治文主任医师从事医疗教研50余年，主持的“强壮灵治疗小儿厌食研究”课题分别获国家中医药管理局及中国中医科学院科技进步奖，1999年被评为世界华人重大科学技术成果奖。主编了《儿童多动症、抽动-秽语综合征》《中医教您科学防治儿童多动症》《儿童多动症、多发性抽动症防治300问》《中医儿科常见病治疗进展》《虫类中药与效方》等多部论著，在国内外发表学术论文90余篇。1983年以来，每年为中华中医药学会或北京中医药学会举办的全国儿科高级医师进修班授课，为国家培养了中医儿科高级医师数以千计，并培养外国留学生数十人。近30余年致力于研究中医药治疗多发性抽动症、儿童多动症，提出“从肾论治”“从肝论治”。研制的“滋肾益脑”“滋肾平肝”系列方，在临床上疗效显著。多年来为全国各地患者以及来自美、英、日、德、加拿大、西班牙、葡萄牙、匈牙利等国华侨诊治疾病，取得满意疗效。为《健康报》《人民日报》《中国电视报》《华声报》等报刊撰写科普文章多篇。多次在中央电视台国际频道、深圳电视台、中国教育电视台以及北京电视台做“中医论治抽动-秽语综合征”“儿童多动症”等讲座，并被转播到中国香港、澳门特别行政区和东南亚国家。中国国际广播电台、中央人民广播电台对外广播赞誉她为“孩子的守护神”“当代著名中医儿科学家”。先后被邀请赴法国、意大利、希腊、瑞士、英国、美国、土耳其、埃及等十几个国家为当地华侨患儿诊治疾病。邹治文主任医师运用中医药治疗儿童多动症、多发性抽动症在国内处于领先地位，为我国中医儿科事业的发展及促进中医儿科走向世界做出了突出贡献。2009 年 9 月中华中医药学会授予邹治文“中华中医药学会儿科发展突出贡献奖”。

四、学术传承

邹治文学术传承人主要有王彩凤。

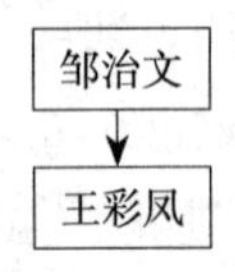

王彩凤

王彩凤，主任医师，1985 年毕业于北京中医药大学中医专业，毕业后分配至广安门医院从事儿科临床 19 年，先后到友谊医院和北京儿童医院进修深造一年，1997 成为全国第二届师带徒学员之一，跟随著名儿科专家邹治文主任学习 3 年并圆满出师。2004 年 7 月调至广安门医院心身医学科至今，重点研究未成年人心身疾病的中医治疗。通过十几年的临床实践，在治疗消化系统疾病（如消化不良、慢性痢疾、厌食症、便秘、肠痉挛等）及呼吸系统疾病（如咽炎、化脓性扁桃体炎、慢性鼻炎、气管炎、肺炎、哮喘等）方面积累了较丰富的临床经验，特别是通过跟师学习，对抽动 - 秽语综合征、儿童多动症、病毒性心肌炎等疑难病的治疗，既借鉴了导师的临床经验，又能结合自己的临床心得而有所发挥，取得较好的临床疗效。此外，亦擅长反复呼吸系统感染、哮喘、脾胃不和等病证的调理。近年来，重点从事未成年人心身疾病临床研究。在医学杂志上发表论文 10 余篇，与导师一起编写了《儿童多动症、多发性抽动症防治 300 问》及《虫类中药与效方》两部著作。参与编写《中医心病学》等著作两部，承担所级课题一项。

李素卿

一、生平简介

李素卿（1936—），女，汉族，山东省威海乳山市人。教授，主任医师，硕士研究生导师，享受国务院政府特殊津贴。1959 年考入山东医学院（现山东医科大学）医疗系。1964 年毕业分配到北京中医学院（现北京中医药大学）东直门医院至今，从事中医、中西医结合儿科临床、教学、科研工作。第二批全国老中医药专家学术经验继承工作指导老师，全国第三批中医优才指导老师，台湾长庚大学中医系客座教授。1987 ～ 2003 年连任北京市东城区第九至十二届人大代表。1994 年获北京市门、急诊医务人员文明标兵称号；1995 年被评为全国卫生系统先进工作者；1997 年度在首都卫生系统开展的文明优质服务竞赛活动中被评为北京市卫生系统先进个人。曾任儿科主任、教研室主任，北京中西医结合学会第四届儿科专业委员会委员、全国中医药高等教育学会儿科教育研究会副理事长、中央人民广播电台医学宣传顾问、国家药品食品监督管理局药品评审专家库专家、卫生技术系列高职评委会临床医学科评委、北京中医药大学网络学院中医药网络教育课件评审专家委员会委员、北京中医药大学学报第三届临床版编委会委员、北京中医药大学第四届学术委员会委员、北京市东城区中医学会副会长、医疗事故技术鉴定专家库专家。

李素卿教授从事中西医结合临床、科研、教学数十年来，不仅博览现代医学群书，同时系统、深入研习《温病条辨》《黄帝内经》《小儿药证直诀》《伤寒论》等中医学理论，继承中医学的精华，并宗现代医学理论之长，中西结合。针对儿科疑难杂症，重视辨病与辨证相结合，根据疾病的不同阶段，抓住主要矛盾，进行辨证论治，取得了较好的疗效，在长期的临床工作中积累了丰富的经验。

二、学术思想

1. 重视中西医结合、扬长补短，重视西医“辨病”结合中医“辨证”

西医学有系统的理论，先进的研究、检测方法，而且发展迅速，日新月异，随着时代发展而发展，它可以从不同的层次来研究人的生理活动和疾病的发生规律、具体细节，利用解剖学、细胞生物学、分子生物学等方法，为疾病的诊断提供更为确切的依据，因此西医对疾病诊断，较为细致与具体，疾病名称相对统一。但在疾病的治疗和药物研究中常遇到许多难以克服的困难，对某些疾病缺乏有效治疗手段。中医学是一门带有哲学性的科学，既有理论，又有实践，几千年来，总结了历代医家经验，并且把医疗和保健的原则提高到古代唯物主义哲学的高度，从而把中医学奠定在较为坚实可靠的理论基础上。中医注重辨证推理，因病施治，辨证论治是中医的灵魂，根据病种的分类和证型的不同，以及病情的变化、邪之浅深、病有新久、体质强弱、年纪长幼，四时等不同，整体上把握病人病情，从纷繁复杂的现象中分析疾病的本质，临证制宜，一人一方，往往可以取得很好的疗效。

无论中医学还是西医学都有其局限性，都存在不足。中西医之间，因理论体系的不同，很难融会贯通。李素卿教授认为，应该运用西医学的知识、研究方法及最新成果，同时深入学习中医学理论及实践知识，中西医结合，扬长避短，灵活运用，才能取得好的疗效。

李素卿教授认为，中西医结合不等于中医加西医，应将中医学辨证论治与西医学辨病论治相结合。辨病是辨证的基础，诊断明确、具体，疾病名称统一是西医学的优势。对待每一个病人，必须详细询问病史，仔细检查病人，做出正确诊断。然后在此基础上根据病人的具体情况进行中医辨证施治，选择最佳诊疗方案，才有利于总结经验，提高疗效，交流经验及推广普及。

2．针对疑难杂症，抓住主要矛盾

李素卿教授行医多年，临床上治疗过很多疑难杂症，面对病因病机复杂的疾病，她强调“辨字为先”，准确的诊断是临床工作最关键的一环，一定要抓住主要矛盾，诊断清楚“病名”，仔细甄别患儿所处“病理阶段”，结合中医具体“证型”，合理遣方用药。根据患儿所处病理阶段不同，以“急则治其标”“缓则治其本”“治病必求其本”及中医整体分析的观点等基本理论为原则。本着这一原则，李教授在小儿肾炎、过敏性紫癜、风湿性关节炎、重症肌无力、进行性肌营养不良等疑难杂症的治疗方面，取得了很好的疗效。如治疗过敏性紫癜，李教授认为本病虽然病因多端，但都是病邪侵扰机体，导致血液运行不畅，离经之血外溢肌肤而成。这与西医学认为本病不论何因引起，常有毛细血管脆性增加，血液外渗的病理变化的认识颇为相似。

辨证重在分清病情的表里虚实缓急，以及出血的部位与斑色。治疗不外去因和消斑两方面，可标本同治，症因兼顾。针对本病常见续发，于紫癜消退后仍应继续调治，以期巩固，恢复内脏功能，方能获得远期疗效。

3. 治疗小儿热性疾病，重视宣透、慎用苦寒清热、巧用攻下

李素卿教授擅长治疗小儿发热性疾病，以“卫气营血”辨证为纲，确定病位，认为这是治疗急性热性病的关键，然后分别选用宣透、清气、清营、凉血、滋阴诸法，或单用一法，或两法结合，随证施治。视病人汗出情况，根据《素问·至真要大论》“热者寒之”“温者清之”的理论，以及吴鞠通“上焦如羽，非轻不举”的原则，“无汗宜透，有汗宜清，微汗轻透”，重视宣气清透之法，当热重入气分、营分时，才果断加用清热凉营之品，灵活加减用药。

李教授认为“温病下不嫌早”，“不论表邪罢与不罢，但兼里证即下”。对于小儿热性疾病，应用下法体会颇深，她发现儿科某些急性感染性疾病，如发热过程中，出现腑气不通，邪热内结，即可下之。同时依据缓下、峻下之轻重不同，提出“宣肺清肠论”及“清肠排毒论”，导滞通腹，广泛用于小儿发热性疾病，如痢疾、咳嗽、烂乳蛾、痄腮等，取得了很好的疗效。

4. 重视饮食调护

脾胃为后天之本，小儿脾常不足，脾易损伤，喂养不当容易导致孩子积滞、厌食、腹泻、腹痛等疾病，也常常是诱发或加重患儿呼吸系统感染等其他疾病的因素。李素卿教授非常重视患儿饮食的调护，她认为注意喂养，不仅是儿童保健的重要内容，也是治疗和调护小儿疾病的重要方法。合理的饮食可以促进疾病的好转或痊愈，很多疾病，尤其是消化系统疾病，单纯调整孩子饮食就可以治愈。她还专门制定了小儿患病时饮食调护的具体指导原则及方法，如小儿慢性腹泻，针对不同病因，制定不同的饮食管理方案，可大大缩短病程，促进腹泻痊愈。

三、学术成就

李素卿教授一直致力于儿科临床及科研工作，多年来在中医、中西医结合治疗儿科疾病方面积累了丰富的临床经验，尤其在儿科疑难杂症方面成就突出。如中西医结合治疗小儿肾炎、肾病、心肌炎、抽动－秽语综合征、幼年型类风湿病、重症肌无力、进行性肌营养不良等方面，取得了令人满意的疗效。曾任“七五”攻关课题“小儿眼肌型重症肌无力的临床与实验研究”副组长，该课题获国家中医药科技进步三等奖。主编儿科专著两部，副主编一部，先后发表专业论文 10 余篇，科普文章 20 余篇。

李教授是东直门医院儿科中西医结合学科带头人，在实践中将中医、西医很好地结合，充分发挥中西医各自的优势，达到最好的治疗效果。

四、学术传承

李素卿学术传承人有肖和印、郭亚峰。

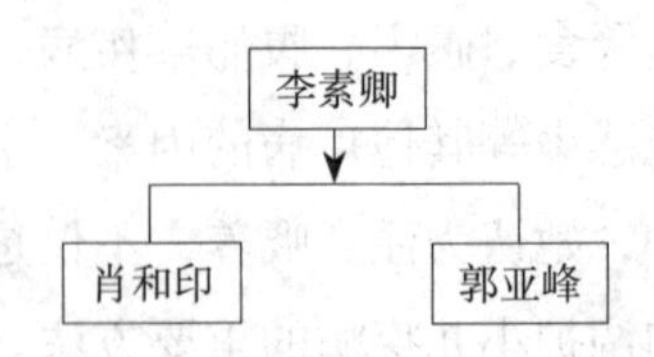

1. 肖和印

肖和印（1958—），男，汉族，祖籍湖南邵阳，主任医师，教授，硕士研究生导师。1984年毕业于中南大学湘雅医学院，毕业后在北京中医药大学东直门医院工作，师承李素卿教授，1998～2007年担任东直门医院儿科主任、儿科教研室主任，2007年7月调入中国中医科学院望京医院任儿科主任、儿科教研室主任，北京市儿科诊疗中心建设单位负责人。兼任中国中西医结合学会儿科专业委员会副主任委员和消化学组组长，国家基本药物专家库专家，国家中药品种保护审评委员会专家，国家发展和改革委员会药品价格评审专家，世中联小儿推拿专业委员会副会长，中国健康研究会儿童健康科学专家委员会副主任委员，中国中医药研究促进会中医药传承发展工作委员会副主任委员，全国保健服务标准化技术委员会特聘专家，北京市中医妇幼保健指导专家，中国中药协会儿科药品临床研究专业委员会常委，科技部科技专家库评审专家，中华中医药学会儿科分会委员，中华中医药学会中成药分会委员，《中西医结合儿科学》杂志常务编委，《北京中医药》杂志编委。受国家中医药管理局中医师资格认证中心委托主编全国中医住院医师规范化培训结业考核指导用书《中医儿科学》，主编《儿科经络按摩治百病》，副主编《实用中医儿科学》《中医儿科治疗大成》等中医儿科专著多部，参编国家级规划教材《中医儿科学》《中西结合儿科学》等八部，基层医生教材两部。参编中医执业医师资格考试及全国中医药专业技术资格考试指导用书多部，参编其他中医专著10余部。

参加、主持国家级、省部级科研课题20余项，发表科研论文40余篇。获省部级二等奖一项、三等奖两项，国家发明专利一项。曾获北京市优秀医务工作者、北京市优秀共产党员、北京市教育工委优秀共产党员、人民好医生等称号，获中华中医药学会“中医药抗击非典特殊贡献奖”。1991 年参加国家抗洪救灾医疗队受到国家中医药管理局表彰。2003 年抗击非典担任北京中医药大学东直门医院非典医疗队队长、总主检医师、非典病房主任，此后又受国家中医药管理局派遣，参加专家组前往内蒙古支援，受到当地政府表彰。受全球医生组织、世界卫生组织、中华医学会等邀请，多次参加北京市、环渤海、河南、山东、广西基层医师培训授课。曾在中央四台中华医药栏目、中央十台健康之路栏目、中国教育一台、湖南卫视等做专题节目，曾被《家庭医学》杂志作为封面人物，在《生命时报》《健康大视野》《保健时报》《中国中医药报》等多家媒体接受过专访。

从事中西医结合临床、教学与科研工作 30 余年，积累了较丰富经验，在儿童消化系统疾病，呼吸系统疾病，特别是对中西医结合治疗儿童慢性腹泻、便秘、婴儿湿疹、咳嗽变异性哮喘等疾病进行了系列研究，取得了较好疗效。

2. 郭亚峰

郭亚峰（1963—），女，副主任医师，副教授，硕士研究生导师。1979 年就读于北京中医药大学中医系，1984 年毕业后就职于北京中医药大学东直门医院儿科，从事儿科临床医疗、教学、科研等工作。工作期间师从李素卿教授学习，攻读硕士学位，于 2001 年 7 月获得临床医学硕士学位。担任北京中医药大学中医系七年制、本科生以及留学生、港澳台班等儿科课程主讲及教学秘书，多次被评为院级优秀教师。主持、参与多项院级、部级课题研究，发表论文 10 余篇。擅长运用中西医结合方法治疗儿科常见病及疑难重症，如各种病原体感染所致的小儿肺炎、病毒性心肌炎、哮喘、过敏性紫癜、川崎病、肾炎、肾病、重症肌无力及各种小儿传染性疾病等。突出中医特色，结合儿科特点运用外治法治疗儿童疾病，如中药敷脐治疗腹泻、遗尿，捏脊手法治疗小儿厌食及消化不良，药物配合拔罐治疗肺炎，气道吸入治疗支气管哮喘等。

卢 志

一、生平简介

卢志（1936—），北京市人，汉族，主任医师，硕士研究生导师。1964年毕业于北京中医学院。毕业后分配到黑龙江省祖国医药研究所，从事中医内科、儿科临床及科研工作，1980年晋升主治医师、助理研究员。1985年由中央卫生部上调北京，到中国中医研究院广安门医院从事儿科临床、科研及教学工作，同年晋升为副主任医师，1990年晋升为主任医师，至今从事中医临床、科研及教学工作50余年。曾兼任中国中医研究院学位委员会委员，国家食品药品监督管理局国家中药品种保护审评委员会委员，中华医学会医疗事故技术鉴定专家库成员等。

卢老师从《药性赋》《濒湖脉诀》《汤头歌诀》《医学三字经》等开始研习。熟读强记，在背诵上狠下功夫，直到背得滚瓜烂熟的程度之后，再请老师讲解，以便加深理解。对于《黄帝内经》《难经》《伤寒论》《金匮要略》等经典著作进行较深入的研究，而且对《温病条辨》《温热经纬》等著作也做了深入的学习。卢老师认为伤寒、温病，承先启后、一脉相承、互有补充，同中有异、异中有同。在肾炎研究组工作期间，跟随张琪等人共同从事慢性肾炎的中医临床研究工作。本着多临床、多总结的原则，多年的临床与科研均取得大量的成果，对肾病有了独到的见解。1974年应组织需要，调配到儿科研究室工作，从事小儿常见病的临床研究，从此便与儿科结下了不解之缘。在进入儿科临床之后，深入学习宋代钱仲阳的《小儿药证直诀》、明代鲁伯嗣的《婴童百问》、清代陈复正的《幼幼集成》，及林珮琴的《类证治裁》、李杲的《脾胃论》，李用粹的《证治汇补》以及程国彭的《医学心悟》等书。这些书汇集了中医内科、儿科的精华，并有作者的经验提供参考，给了卢老师莫大的启发。另外，卢老师认为学习医案也可达到兼收并蓄的目的，如叶天士的《临证指南医案》，吴鞠通的《吴鞠通医案》以及《王孟英医案》《丁甘仁医案》和近年来各省市卫生局组织编著的《医林荟萃》《老中医学术经验汇编》等。这些著作理法方药严谨，辨证论治清晰，且非常注重中医药学在传承基础上的不断创新，对提高临证水平帮助很大。

二、学术思想

卢老师至今从事中医临床、科研及教学工作50余年，锲而不舍地坚持临床一线，积累了丰富的经验，加之这一路不断的学习与总结，融汇古今医家学说充实自己，终于渐渐形成了自己的诊疗特色。

1. 处方宜轻，用药宜精；复方多法，综合运用

卢老师认为用药的第一关是要对证，而做到对证对于儿科来说却是一个难点。小儿是一个特殊的群体，儿科被称为“哑科”，故我们要抓准证候，则需要比别人多一倍的细心去观察，把握好每一个细节，才能准确地做出判断。在选方方面，卢老

师认为儿科与内科是不可分割的，也是互相渗透的，故多以常见的看似“不起眼”的内科经典方子为基本方，在其基础上进行加减，临床运用起来确有很好的疗效。而在用药方面，卢老师提倡“整体原则”，且整体组方要“平”，尤其是小儿，小儿脏腑娇嫩，形气未充，故用药从整体来说一定要平和。尤其是苦寒、辛热、攻伐有毒之药，一定要注意配伍。《温病条辨·解儿难》中也提到“其用药也，稍呆则滞，稍重则伤，稍不对证，则莫知其乡，捉风捕影，转救转剧，转去转远”，所以儿科用药定要慎重，并注重整体配伍。在整体的原则下卢老师则要求细细体会和把握到“每一味药”，掌握好每一味药对发挥更好的疗效有着重要的作用。在临床实践中，卢老师不仅深谙《黄帝内经》旨趣，而且兼通诸家之学，所以能在治疗疾病时高屋建瓴，统观全局，注重对整体病变的纠正。他临证思路开阔明达，不受一方一法的束缚，能够“复方多法”，综合运用，整体调节，使各种药的功效有机结合，相辅相成，互相配合。用药上他还善于寒温并用，润燥并用，升降同调，攻补兼施；善于揉合温散、疏化、宣导、渗利、祛瘀、清理、扶正达邪、祛邪安正等诸般治法于一方而兼顾之。这种遵古而不泥古、辨证灵活、化裁多变、不拘一格的遣方用药方法，体现了他的学术观点与临证思路特点。而他的“复方多法，综合运用，整体调节”的遣方用药原则，也使其在处理诸多疑难重症时得心应手，收到意想不到的效果。

2. 不忘先天之肾府，固护后天之脾胃

《素问·六节藏象论》曰：“肾者，主蛰，封藏之本，精之处也。”《素问·阴阳应象大论》曰：“饮入于胃，游溢精气，上输于脾，脾气散精，上归于肺，通调水道，下输膀胱，水精四布，五经并行。”脾胃在脏腑中有重要地位，同居中焦属土，乃万物之本。肾为先天之本，脾为后天之本。具体到不同的系统、不同的病，卢老师均有着自己的特色。尤其是在治疗慢性肾炎方面有独到的见解：

（1）水肿的问题　慢性肾炎性水肿，分为水湿外溢和水湿内结两型，是依据《金匮要略》风水、正水、皮水、石水和《黄帝内经》“开鬼门，洁净府”“去菀陈莝”的治疗方法而制定的。前者宜发汗，后者宜利小便或泻下。但不论水湿外溢还是水湿内结，皆是就水肿的部位而分的，指标而言，其本则是属于脾肾阳虚或阴阳两虚。

（2）蛋白尿与血浆蛋白问题　蛋白尿是慢性肾炎的重要症状之一，也是不易解决的问题之一。慢性肾炎患者水肿消退后，大量蛋白尿依然存在，血浆蛋白低下，水肿反复发作。有些病例辨证属于脾肾阳虚，经过培补脾肾和益气利尿的方法治疗后，蛋白尿消失或明显减轻。尤其是黄芪对提高血浆蛋白效果比较明显，经用黄芪后，血浆蛋白皆有明显上升，亦有蛋白尿不消失，血浆蛋白反而上升者。黄芪在本草中记载“益肺气，温分肉，实皮毛……生血补五脏，诸虚不足，虚损羸瘦……”以黄芪为主，必限于气血虚且受补者，如属于三焦湿热，肝肾阴虚型者，用黄芪则非但效果不明显，反而出现口燥、舌干、手足发热等副作用。因此对三焦湿热型的治疗，应按照中医理法方药，给予清热利湿之剂，则症状明显减轻；对肝肾阴虚型，六味地黄丸也有一定疗效。

（3）血尿问题　卢老师认为，血尿皆属血热，符合《素问·气厥论》“胞移热于膀胱，则癃，溺血”的记载。病人临床表现一般皆掌心烦热，小便短赤，口燥舌干，脉象滑数，治以八正散、小蓟饮子，清热凉血止血，则血即止，如白茅根、侧柏炭、牡丹皮、大黄炭、棕榈炭、酒黄芩、仙鹤草、茜草根等皆可选用。此外还有一类为小便紫黑色，一般清热凉血毫无效果，按照下焦蓄血的病机，与桃仁承气汤，辅以知柏地黄丸，效果满意。

（4）高血压问题　慢性肾炎肾性高血压，与一般高血压不同，肾性高血压有面色晄白晦暗，腰脊酸痛，小便异常（多、少、色黄赤或清白），倦怠乏力等。因此在治疗上不拘泥于平肝潜阳法，审其属于湿热者（小便黄赤等）予以清热利湿，则血压可下降；属肾阳衰微，火不归原者（小便清白，腹痛脊酸，面色晄白等）予以地黄饮子或金匮肾气丸，方中皆用附子、肉桂引火归原，效果尤佳。尤其是地黄饮子中桂附引火下行，使火归水中，水火相济，上生肝木，则肝风自息，移用于治疗肾性高血压颇为有效。还有治疗肾性高血压属于上热下寒者，病人口渴喜饮，舌苔干燥，小便量多，色清白，纯以肾气丸、地黄饮子则增益其热，改用瓜蒌瞿麦丸原方加生石膏、瓜蒌根清上热；附子以温下寒，寒温并用，疗效颇佳，症状消退，血压随之下降。补阳还五汤治疗 1 例肾性高血压，患病 13 年，顽固不愈，表现为心跳气弱，面色晦暗，脉象弦硬有力，方中重用黄芪，血压显著下降，师从王清任治疗此类高血压以调正上下气血之平衡，效果满意。

3. 未病先防，既病防变

《素问·四气调神大论》中说："圣人不治已病治未病，不治已乱治未乱，此之谓也。夫病已成而后药之，乱已成而后治之，譬犹渴而穿井，斗而铸锥，不亦晚乎。"中医学在治疗上历来防重于治。小儿脏腑娇嫩，形气未充，最易外感风寒，内伤饮食，所以卢老反复强调未病先防，既病防变，注重婴幼儿饮食和生活起居的调护，防患于未然。

根据小儿的脏腑特点，卢老师认为预防疾病应做到以下几点：增强正气，健身锻炼，营养调配。《黄帝内经》强调“天人相应”，又指出数犯此者，则邪气伤人，此寿命之本也。就是说必须应四时气候，若经常与四时气候相逆，就会产生疾病。冬春季节流感高发，注意室内空气流通，避免宝宝接触病源，少去相对封闭而又人员密集的地方。夏季气温高，预防中暑，户外活动避开强烈日光。既病防变古称“差后防复”，是指疾病刚痊愈，正处于恢复期，因调养不当，旧病复发或滋生其他疾病，事先应采取防治措施。卢老师认为现在小儿疾病多由于生活水平提高，独生子女恣溺，过饱过暖，饮食不当，营养失衡所致。卢老师每诊治一个患儿后都要谆谆告诫家长要适寒温，饮食要清淡，服药期间忌食油荤，不要乱用补益之物，强调三分治疗，七分护理。要想小儿安，必须留得三分饥与寒。

三、学术成就

卢志教授长期从事慢性肾炎的临床科研工作，尤其擅长治疗慢性肾炎肾性血尿、蛋白尿及久治不愈诸证，有丰富的临床经验，疗效显著。多年来从事中医儿科临床科研工作，积累了丰富的经验。曾经研究的课题有“中药治疗支原体肺炎临床研究”“中药治疗小儿疳积的临床研究”，从而对小儿发热性疾病，小儿支原体肺炎，哮喘，咳嗽气管炎以及小儿脾胃不和，小儿厌食症，腹泻，婴幼儿秋季腹泻，小儿贫血，过敏性紫癜，紫癜性肾炎等多种儿科疑难杂症，及水痘、风疹、腮腺炎等儿科传染病，都有独特的见解和丰富的治疗经验。

在国内期刊上发表论文20余篇，著作10余部，并在中央电视台《走进科学》《中华医药》《健康之路》等栏目中阐述小儿反复呼吸系统感染的治疗和预防，遗尿的防治等医学科学普及知识。

四、学术传承

卢志学术传承人有韩斐等。

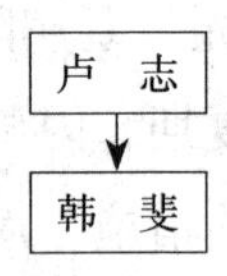

韩斐

韩斐（1962—），女，北京市人，汉族，主任医师，教授，博士研究生导师。韩斐教授1992年毕业于中国中医研究院，获硕士学位，毕业后一直在中国中医科学院广安门医院儿科从事中医儿科医疗、教学、科研工作30余年，现任广安门医院儿科主任、中医儿科教研室主任，北京中西医结合学会多动抽动专业委员会常务委员，北京市多动抽动医药研究联盟副主任。担任中国中医药循证医学中心儿科疾病负责人，北京市西城区中医师承指导老师等。获得“国家中医药管理局巾帼建功先进个人”“中国中医科学院中青年名中医”等荣誉称号。韩斐教授主持、参与国家卫计委、北京市科委、中国中医科学院课题10余项，发表论文40余篇，主编、参编著作10余部，带教指导博士、硕士等50余名。擅长中药治疗儿科疑难疾病，对儿童心理行为方面的疾病如抽动障碍、注意力缺陷多动障碍、自闭谱系疾病的中药疗效最为突出。通过研究抽动障碍的治疗原理，总结抽动障碍中药治疗的临床效果，开发创制广安门院内制剂“静心止动颗粒”，在广泛发育迟缓、癫痫等神经系统疾病方面也有深入的研究。

肖淑琴

一、生平简介

肖淑琴（1937—），女，四川眉山人，汉族。1961年毕业于贵阳医学院中医系，1961年8月至1963年12月工作于贵州省中医研究所，时任临床研究室助理研究员；1964年1月调至北京中医医院儿科，从事中医儿科医疗研究和教学工作，曾任儿科科室主任，兼任中国中西医研究会北京儿科学术委员会委员。1962年肖淑琴在贵州省中医研究所师承省名老中医张淑俊，学习张老师用虫类药治疗风湿痹证，以及从脾胃入手治疗消化系统疾病和疑难杂症的经验。学习整理了张老师6万余字临床经验。1967年肖淑琴在北京中医医院师承老中医袁述章，学习掌握了袁老师治疗儿科神经系统疾病和疑难怪病的经验。学习整理了袁老师8万余字的临床医案，其中小儿癫痫的分类治疗、小儿核黄疸后遗症的经验，已被收录在《北京市老中医经验选编》一书中。2003年肖淑琴被评为北京市名老中医经验继承指导老师。

二、学术思想

1. 治病必须遵循辨病与辨证相结合，即“审病求因，审

因求治”

肖淑琴认为辨证论治是中医认识疾病和治疗疾病的基本思路，是中医理论体系的基本特点之一，是中医诊治的核心。“证”是指机体在疾病发展过程中某一阶段病理本质的概括，辨证是将“四诊”所收集的症状和体征等资料，应用八纲辨证、脏腑辨证、气血津液辨证、六经辨证、卫气营血辨证、三焦辨证、经络辨证等不同的辨证方法进行分析、归纳，并最终确定病证的病因、病位与属性以及病势等，这是辨证与辨病相结合的具体表现。疾病的发生体现了人体正气与邪气相争的过程，在这一过程中有许多因素起作用，它决定于邪气与正气的强弱，是否经过诊治，治疗是否正确等因素。同一种疾病在发展过程中可出现不同的病机，表现出不同的证候，因此治疗方法就不同，即“同病异治”。不同类型的疾病在发展过程中出现相同的病机，表现出相同的证候，就用相同的方法治疗，即“异病同治”。运用中医的治疗原则有急则治标，缓则治本，或标本兼治，异病同治等都体现了辨病与辨证相结合。

2. 儿科临床尤当重视脾胃论治

肖淑琴通过数十年来的临床研究实践，认为疾病的发生多与脾胃有关，许多疾病的防治，特别是慢性病及疑难杂症的治疗，首先要重视脾胃的论治。这源于数千年的中医基础理论精华和历代医学家的学术思想。李东垣《脾胃论》中脾胃学说有“内伤脾胃，百病乃生”。李中梓的“后天之本在脾，人有胃气则生，无胃气则死”。钱乙的“五脏以胃为本，赖其滋养”以及“四季脾旺不受邪”等，说明了脾胃的强弱盛衰对疾病的发生及病势的转归都至关重要。脾为后天之本，气血生化之源。小儿有脏腑娇嫩、脾常不足的生理病理特点，小儿生长发育迅速，对精、血、液等营养物质的需求较多，所以小儿的脾胃负担相对较重。加之小儿饮食不知饥和饱，若家长缺乏育儿知识，喂养不当则易损伤脾胃而致疾病，应为医务工作者所重视。如今用“培土生金”法辅脾（母）壮肺（子），以这一治则预防和治疗呼吸道疾病，可起到护肺固胃的作用。对于慢性疾病及免疫低下的疾病（如肿瘤、难治性肾病、胶原性疾病等），绝大多数是以脾胃来论治，如“脾为生痰之源”“百病由痰而生”“痰生百病”“痰生怪病”等。不少疑难杂症多以痰湿为患，如儿科的癫痫，慢惊风，抽动症等。从脾胃入手，祛痰开窍，可获较好疗效。另有“知肝之病，先实脾土”等治则也是从脾胃论治的体现。

3. 向历代医家学习运用经典方加减、化裁、衍生治疗疾病

千百年来，经典方是中外医家从事医疗、诊治疾病的宝贵经验，为保障人类的健康做出了卓越贡献。经方是在《黄帝内经》制方原则为理论基础上，在实践中不断加减、化裁、衍生的。如《黄帝内经》原载13方，《伤寒论》则有113方，《温病条辨》则有205方等，这些经典方广泛用于治疗常见病、多发病，疑难杂症、重症，均能取得较好的疗效。具有较好的实用价值和科学性。近代中西医结合的科研获得了很大的成果，也体现了经典方的科学性和实用性。肖淑琴用千金苇茎汤合定喘汤加减化裁治疗小儿上下呼吸道感染的咳嗽，用五味异功散合芍药汤加减、化裁治疗小儿神经厌食及功能性腹痛，用甘麦大枣汤合炙甘草汤加减、化裁治疗小儿多动症，用二陈汤合菖蒲郁金汤加减、化裁治疗小儿癫痫及抽动－秽语综合征，用小柴胡汤加减、化裁治疗小儿发热性疾病及肠胃功能紊乱和神经性疾病等，均能收到较好的疗效。

三、学术成就

肖淑琴是北京市级名老中医药专家学术经验继承指导老师，北京中医医院“杏林名医”。临床擅治消化功能紊乱，神经系统紊乱等疑难杂症，尤其擅长预防和治疗呼吸系统疾病。从事中医教学工作多年，教书育人热心、耐心，从不过分保守。积极进行科研工作，并取得了丰硕的成果，其参与的课题“捏积疗法改善‘疳积’患儿小肠吸收功能的观察”获北京市卫生局三等奖，“健脾益气法治疗小儿营养不良性贫血的临床研究”获卫生部二等科技成果奖等。发表学术论文10余篇，主编、参编论著9部。

四、学术传承

肖淑琴学术传承人有杜捷、孙艳平、李晨。

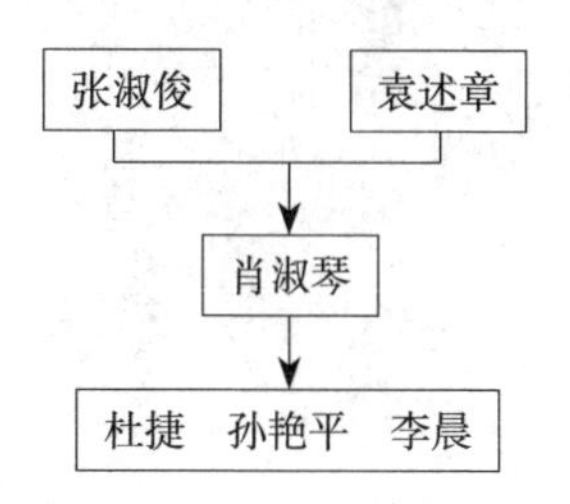

杜捷

杜捷（1964—），北京市人，汉族，副主任医师。1987年毕业于首都医科大学中医药学院，毕业后工作于北京中医医院至今。现已从事中医临床、教学、科研工作30余年。2003年成为北京市名老中医药专家肖淑琴学术经验继承人。现在北京中医医院心身医学科工作。在国家级及省级医学期刊上发表学术论文 23 篇，参编中医论著 2 部。临床擅长治疗失眠症、焦虑症、抑郁症以及小儿神经系统疾病、呼吸系统疾病等。

陈昭定

一、生平简介

陈昭定（1938.7—2015.3），主任医师，博士研究生导师，首都国医名师。1963年毕业于上海中医学院医疗系，后在北京儿童医院中医科从事中西医临床、教学、科研50年。从师于当代著名中医学家“小儿王”王鹏飞，学习深造8年，曾对小儿肺炎、肺脓疡、胃炎及溃疡病等进行临床与实验研究。擅长小儿发热咳嗽、气管炎、肺炎、霰粒肿、哮喘、厌食、腹痛（胃炎、溃疡病、肠痉挛）、腹泻、黄疸、肝脾大、紫癜、遗尿、夜惊、多动症、抽动－秽语综合征及儿童行为神经异常等疾病。曾任第三、四批全国老中医药专家学术经验继承工作指导老师，中华中医药学会全国理事、北京中医药学会常务理事、中医儿科专业委员会主任，国家及北京市食品药品监督管理局审评专家，《中医儿科杂志》《中国中医急症》《北京中医》编委等。

二、学术思想

1.“以脾胃为中心”的辨证思路与用药特色

重视调理脾胃是陈老诊治儿科疾病的临床特色，在治疗疾病时顾护胃气，倡导脾以运为健。王鹏飞的脾胃学术思想是陈老的主要学术渊源，陈老注重传承与创新，在小儿脾胃病和疑难重症的治疗运用中体现得更为突出。他创建了胃镜检查室和胃肠电图室，建立了中医儿科脾胃病病区，开创了小儿脾胃病证辨证与辨病相结合、宏观与微观辨证相结合的诊断与治疗方法。重视以小儿胃镜作为检查手段，开展幽门螺杆菌感染的研究，利用中药治疗小儿慢性胃炎及幽门螺杆菌感染。陈老认为小儿溃疡病属于“胃脘痛”范畴，胃脘痛病变在胃，与肝脾有密切关系，病因有寒、热、饮食不节、劳倦等。治疗应从和胃健脾、理气止痛、活血化瘀着手。青春期女孩神经性厌食是临床诊治难题，陈老认为辨其虚实尤为重要，治疗应重视调节脾胃功能，方药组成有黄精、草豆蔻、砂仁、建曲、焦白术、紫草等，能取得一定疗效。陈老认为小儿泄泻病因病机是脾胃虚弱为本，外邪、饮食、药物、情志等诱发因素为标。病位在脾胃、大肠，久及伤肾。他在辨证论治方面注重分型论治，强调治病求本，指出小儿泄泻临床宜辨寒热虚实，谨守病机，中西医并重。治疗的经验是强调掌握中药性味归经，临证中通过配伍用药体现辨证分型思想，并重视中药现代药理研究，从而指导临床用药。关于婴儿肝炎综合征的诊治，陈老认为本病多因母体胎孕之时，湿热熏蒸于胎胞，或产后感受湿热邪毒而致。郁阻于脾胃，熏蒸于肝胆，气机不畅，气滞血瘀，肝胆疏泄失常而发生黄疸。清热祛湿，利胆退黄，疏肝健脾，活血通络是陈老治疗黄疸的基本法则。

2．深究病机，临证注重调畅气血

陈老为新中国中医学院培养的新中医，他高中毕业时，在“我们祖宗的宝贵医学遗产不能丢”的思想影响下，考进了上海中医药学院医疗系，受到系统的中医理论教育。经过六年刻苦的中医经典著作的学习，打下了扎实的中医基础功底，毕业后到北京儿童医院工作，参加了西医住院医师的24小时值班培训，通过严格的再培训和学习，他逐步认识到中西医诊治小儿疾病的特点和不同优势，为今后的临床和科研教学等工作打下了坚实基础。陈老在病房工作期间，诊疗了大量急性热证患儿，如肺脓疡，及肺炎、脑炎等传染病人，这些病人病情危重，进展迅速，入院后很快即出现气营或气血同病的状态，治疗稍不及时则危及生命。大量急性热病病例为陈老注重清热活血，调畅气血的学术思路奠定了临床基础。陈老继承王鹏飞老中医治病注重调畅气血的理念，结合自己多年临床经验，形成了独特的学术思想。具体应用于以下病种：

（1）消化道溃疡　陈老认为本病以脾胃虚弱、气血失调、气滞血瘀为病机，治疗以活血化瘀为主，兼以理气止痛、和胃健脾为基本法则。以青黛、紫草、乳香、白及为基本用药。

（2）慢性胃炎　陈老认为本病以湿热为其常见原因，湿热阻滞中焦，气机不畅，湿热入络，络脉不畅为其主要病机。胃镜检查及幽门螺杆菌感染研究显示本病与湿热证及胃肠瘀滞关系密切，治疗用药以青黛、紫草及四香（乳香、藿香、丁香、小茴香）为代表，以行气活血贯穿始终。

（3）婴儿肝炎综合征　陈老强调本病病理因素主要为湿、滞，常以威灵仙、路路通、木瓜、伸筋草、丝瓜络等化湿通络，用青黛、紫草、乳香、郁金、三棱、莪术活血化瘀。

（4）嗜异症　陈老认为本病是胃热为患，胃热消谷善饥，误食异物，食久成癖，异物为毒，阻滞经络，气血失畅。治疗以青黛、紫草、贯众、绿豆、白矾面清热解毒，建曲、草豆蔻、砂仁、焦山楂等理脾和胃，同时注重疏肝和血，调畅气血。

（5）*胃结石* 陈老认为本病为正气不足，运化失健，痰食气血等积聚而成。治疗强调有形之邪的聚集必有气滞血瘀的存在，以行气导滞活血之品达到消散邪结的作用，常用行散峻品三棱、莪术、乳香、威灵仙等。

（6）*肺脓疡* 陈老认为本病主要因外感郁滞不解，或素有痰热，复感外邪而发病。邪热传里，肺受熏灼，气失肃降，烁津成痰，痰热阻滞肺络而致血瘀。痰热瘀血交结，则血败肉腐，化脓成痈，若痈久不退，则会气阴耗伤，导致正气虚损。治疗以清热解毒化痰、活血化瘀、消肿排脓为主。药理药效的研究显示，常用药青黛、紫草、乳香、寒水石、牙皂组成的“脓疡散”具有活血化瘀、抗炎、抑菌等作用。

（7）*麦粒肿* 陈老从肝论治，主张清泻肝经郁热，活血通络，祛风散结，调畅气血。药物以青黛、紫草、菊花、白蒺藜、石决明等为主。

（8）*过敏性紫癜肾炎* 陈老认为儿童紫癜性肾炎的病因病机可分为湿热内蕴、气滞血瘀以及久病肾虚三个方面，另外小儿藩篱不固，兼有风、毒外邪为患，临床表现繁多，病位主要责之肺脾肾，治则为清热解毒，凉血活血。常用青黛、紫草、牡丹皮、败酱草、赤小豆等。

陈老根据多年的临床实践，结合自身工作经验，认为小儿特有的生理病理特点使其发病后更容易出现气血失调。“热湿痰食惊虚”是常见病因，陈老常以“青紫汤”为基础，异病同治，加减治疗多种小儿疾病，达到清热活血、调畅气血、促进机体康复的目的。其丰富的治疗经验是对中医儿科理论和临床诊疗新的补充和发展，值得继承和进一步研究。

三、学术成就

在儿科临床实践中，陈老研读经典，勤求古训，博采众方，取各家之长。注重科研，提倡剂型改革，不断地丰富发展儿科方剂学，使简、便、廉的方药可以更多更便利地应用于儿科，并取得了多项科研成果，从而促进了中医儿科的学科发展。五项课题获得北京科技进步三等奖、两项获国家中医药管理局三等奖。陈老二次参加援外医疗队，并赴台湾讲学，广受欢迎。主编、参编医学著作16本，发表医学论文30多篇。

四、学术传承

陈昭定学术传承人有季之颖、杨燕、甄小芳、陈芳、侯林毅等。

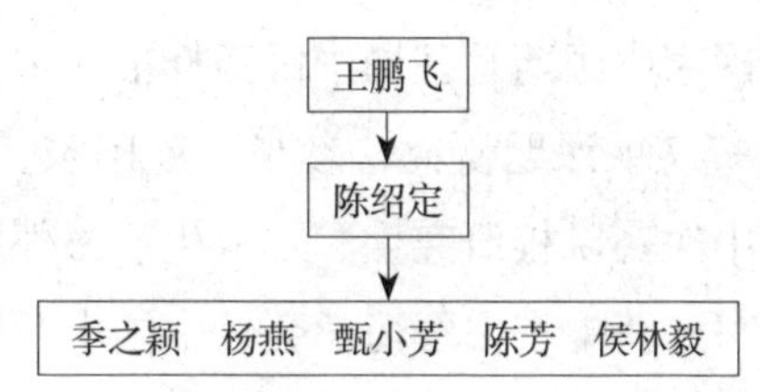

1. 季之颖

季之颖（1956.9—），主任医师，特级专家，中西医结合消化专业、小儿多动症专业。1982年毕业于北京中医药大学，毕业后一直在北京儿童医院从事中西医结合儿科临床工作20余年。先后师从刘韵远、裴学义、陈昭定等全国名老中医，取各家之长，探索中医药治疗小儿各种疾病的理论和方法。在专业期刊杂志上发表论文10余篇，并参与编写《儿科常见症状病案系列丛书》。除治疗小儿常见病外，近年来对小儿脾胃疾病进行深入研究。擅长中西医结合诊治小儿慢性胃炎、十二指肠炎、消化性溃疡，即中医脾胃不和，腹痛厌食，大便不调，多汗易感，疲乏等疾病，积累了丰富的经验。近年开展对小儿多动症的临床研究，采用中药汤剂辨证施治及中西医结合治疗手段，临床取得较好疗效。

2. 杨燕

杨燕（1965.6—），知名专家，医学博士，硕士研究生导师，副教授。国家中医药管理局“全国优秀中医临床人才”、北京市卫生局“高层次卫生技术人才（学科带头人）”、北京市中医管理局“复合型中医药学术带头人”、“中医药125计划人才”。从事中医、中西医结合临床儿科工作几十年，对小儿过敏性紫癜、紫癜性肾炎及消化系统疾病的中医、中西医结合诊断治疗具有较丰富的经验，对小儿胎黄、泄泻、呕吐、厌食、胃肠动力障碍性疾病等进行了深入研究。近年来主持国家自然科学基金项目、国家中医药管理局中医药标准化项目、北京市中医药科技项目等7项课题研究，参与多项国家、省部级课题，参加全国高等中医药院校研究生、本科生、海外版教材《中医儿科学》的编写；获中华中医药学会、中国中西医结合学会科学技术奖二等奖、三等奖，教育部科技进步二等奖，北京市科学技术奖三等奖，江苏省优秀博士学位论文奖等；发表学术论文60余篇，在中医儿科界具有一定的学术影响。

3. 甄小芳

甄小芳（1968.12—），主任医师，知名专家，博士。从事中医儿科、中西医结合临床儿科工作20余年，为第四批全国老中医药专家陈昭定学术经验继承人，中华中医药学会风湿专业委员会北京分会委员，北京市科委专家库专家。在临床工作中以探讨小儿风湿免疫性疾病，病毒感染及婴儿肝炎的中西医结合诊治为主要研究方向，对于小儿过敏性紫癜，过敏性紫癜肾炎，EB 病毒感染，婴儿肝炎综合征及儿童结缔组织病（如幼年特发性关节炎，皮肌炎等疾病）具有较为丰富的中西医临床诊治经验及较好的临床疗效。

4. 陈芳

陈芳（1970.4—），中医科知名专家，首都医科大学中医儿科医学硕士学位，是第三批全国老中医药专家学术经验继承人，师从陈昭定教授。从事中西医结合儿科临床工作 20 年，全面掌握儿科常见病的中西医诊疗常规及操作技能。长期从事进修医师、儿科实习医生及研究生的临床教学工作。通过多年病房、门诊的临床实践，对儿科常见病、多发病积累了丰富的临床经验及诊疗技巧。对于儿科疑难病，如反复呼吸道感染、过敏性紫癜肾炎、幼年特发性关节炎、婴儿肝炎综合征等的中西医诊治，逐渐摸索出一定的诊治规律，并取得较好临床疗效。

5. 侯林毅

侯林毅（1970.11—），首都医科大学附属北京儿童医院中医科主任医师，医学博士。1988 ～ 1993 年北京联合大学中医药学院中医系攻读本科学位，2002 ～ 2005 年首都医科大学学习，获中西医结合临床硕士学位，2008 ～ 2011 年北京中医药大学学习，获临床医学博士学位。1993 年毕业后一直在北京儿童医院工作。现为北京中西医结合学会青年委员会委员，北京中西医结合学会及北京中医药学会儿科专业委员会委员。曾参与科内多项重大科研课题的工作。2007 年中医科申报了北京市中医管理局小儿淤胆型肝炎临床研究（JJ2006-58）的攻关课题，承担了子课题“小儿黄疸文献数据库的建立”的项目，目前数据库已在线运行。2008 年申报了北京市中医青年科学研究资助项目

（QN2008-8）“中西医结合治疗儿童腹型过敏性紫癜的研究”的课题，并于2010年顺利结题。2011年成功申报北京市中医管理局课题（JJ2010-08）“陈昭定安神定志汤治疗儿童注意缺陷多动障碍（ADHD）中医辨证论治方案研究”的课题，该课题目前正在进行之中。2006年及2011年两度入选北京市中医管理局人才培养计划，2015年入选北京市高层次卫生技术人才学科骨干。发表论文20余篇。

王应麟

一、生平简介

王应麟（1939—），北京市人，主任医师，教授。王应麟教授出身于中医世家，其祖父、父亲均为享誉京城的一代“小儿王”。他受家庭熏陶，深爱中医学。王应麟教授自幼随祖父王子仲先生、父亲王鹏飞先生（均为已故北京著名中医儿科医学家，有京都“小儿王”之美誉）学医。1958年考入北京中医学院中医医疗系学习，1964年毕业后到江西省人民医院、江西省儿童医院工作，1984年调入北京中医医院儿科，历任主治医师至主任医师，儿科主任，北京中医学院儿科教研室主任，北京中医药学会儿科专业委员会委员等。第三届首都国医名师，第三、四、五批全国老中医药专家学术经验继承工作指导老师。

王应麟教授出身于北京中医儿科名医世家，王氏家族四代行医，以儿科、妇科为主。王老秉承家学，又博采众家之长，集50年临床经验总结出一套自己独特的儿科辨证论治规律，尤其在小儿望诊方面，在家学基础上形成了一套完整的望诊方法。他擅治小儿消化系统和呼吸系统疾病，尤对小儿肝炎、小儿多动症、小儿癫痫、小儿皮肤病的治疗拥有独特的治疗经验和方法。

二、学术思想

1. 继承家传特殊望诊，完善小儿望诊体系

王应麟教授在诊疗过程中四诊合参，尤重望诊，倚重独特家传小儿望诊方法：望上腭、望头顶污垢、望手掌等。强调病人是来“看病”的，医生最好能通过“看”，明白患儿病在何处、病因为何及病变程度。但他并不忽视其他诊法，而是强调四诊合参，不可偏颇。

（1）望头顶污垢　婴幼儿头顶部位如生有泥垢，成垢腻样疤块，即表现为一种病理状态。观察病儿头顶“污垢”的有无、形状、颜色，对临床辨证有一定的指导意义。一般头顶有“污垢”的，多见于脾胃虚弱的消化系统疾病。

（2）望上腭　上腭是指口腔内整个上腭，包括未生乳牙的上臼齿槽面部分。此法以观察五岁以下小儿为主。通过观察患儿口腔上腭各部位颜色的变化及有无出血点、小凹孔的出现，知病变之寒热虚实，指导临床辨证诊断及用药。临床望诊观察上腭时，可划分为前腭（硬腭部分）、分线（软硬腭交界处）、后腭（软腭部分）、臼齿（未生牙齿的臼齿槽面左右两面部分）。按部位归属脏腑可分为：前腭主上焦（心肺）、后腭主下焦（肝肾）、中柱主肝脾、臼齿主脾胃大肠。望上腭时，让病儿面向充足自然光线方向，略抬头，张口，医生从口腔直望上腭部位，望时力求迅速，避免病儿疲劳，诊前避免饮用较热或较凉的食物或液体，以免刺激上愕黏膜发生一时性变色。

（3）望手掌　王应麟教授在望手指指纹的同时，观察到小儿手掌与体质及疾病的联系，创立了望手掌的诊断方法。望手

掌诊法掌握起来更方便容易，也能得到患儿的普遍配合。孩子手掌肥瘦，体现体质强弱。手掌粗短，大鱼际、小鱼际均肥厚的小儿体质较强，食欲较旺盛，生长较快，精神旺盛等；手掌细瘦，肌肉少的小儿体质较弱，食欲一般，精神稍弱，易生病。手掌色红常表现精神旺盛，食欲旺盛，喜肉食，易烦急，夜寐不实，磨牙盗汗，大便干燥等；手掌色淡白的小儿容易疲劳，食欲较差，易腹痛，消化吸收功能都比较弱，患病后易迁延。

2. 脾湿胃热为患病之本，临证顾护脾胃为先

王应麟教授深受脾胃学说的影响，认为脾胃受损，百病皆生。而小儿的生理特点为“脾常不足”，内伤饮食对儿科发病有重要影响，食积伤及脾胃，久之则气血生化乏源，直接影响小儿健康。提出“脾湿、胃热”为小儿脾胃失调的重要病机。王应麟教授汲取幼科先贤的宝贵经验，临证擅长从脾胃入手，立论施治，成为其幼科的主导思想之一。

王应麟教授临床对小儿之诊治，必先察脾胃之厚薄，处方遣药尤重养胃存津。一见不足，必须及时扶助脾胃气阴，即补益元气、正气。无论治疗何病，用药不使过剂，不犯胃气，贵在轻清、和平。而对任何病证的后期调理，均以健运脾胃为主。同时需掌握好调补、润燥、理气之间的配合，不能呆补、蛮补，而应在益气滋阴的同时，佐以理脾助运之品。另外王老在治疗小儿疾病中，无论寒热虚实，均不用或慎用大苦、大寒、大凉、大辛、大热之品，以免损伤脾胃。

3. 辨治小儿咳嗽痰喘，化痰为本，止咳为标

王应麟教授在临证中认为小儿咳嗽、哮喘等咳喘疾病均病在肺，而痰为喘咳疾病之根源，小儿“肺脾本不足”，脾虚则极易生痰，故治肺之咳，应将祛痰贯穿于始终，亦应顾护脾胃之功能。在急性期当以宣肺止咳、平喘祛痰为主要，但用药尽量选稍平和、不伤胃肠、保护正气之药味。在恢复期提高肺、脾、胃功能，增强小儿体质，避免病情反复。

4. 重视儿童预防保健，致力宣传中医育儿

王应麟教授非常重视儿童的预防保健。王老认为小儿生机旺盛、发育迅速，对营养物质的需求大，但小儿的生理特点又表现出“脏腑娇嫩、形气未充”，机体各系统和器官的形态结构、生理功能均未发育完善，因此对小儿的起居护养、预防保健尤应重视。王老为小儿预防保健的科普专家，多年来不断撰写科普读物，已发表“小儿厌食的调养及治疗”“10 分宝贝　三分饥和寒　七分调和养”“宝贝冬藏，如何藏？”等科普文章 40 余篇，并著有《小儿王的育儿经》等多本科普著作。

三、学术成就

王应麟教授出生于中医世家，传承了祖辈三代“小儿王”中医儿科的理论与经验，但同时又接受了正规中医院校教育。因此从医以来，在全面继承了儿科家学的基础上，不断丰富、提高，形成了自己的独特诊疗经验，继承发扬家传的小儿“望头顶污垢”“望上颚”诊法，完善了中医儿科望诊体系。同时参与多项科学研究，承担过“小儿肝炎方药研究”“多动停治疗儿童多动症临床观察与研究”等多项科研课题。其中“‘平尔热’浓缩煎剂治疗小儿急性外感发热性疾病的临床与研究”获得 1994 年北京市科学技术进步奖二等奖；“小儿腹泻的中西医理论与临床方药筛选研究”获得 1995 年北京市科学技术进步奖三等奖。

同时，王应麟教授为中医儿科科普宣传工作做出了突出的贡献，参与主编了《小儿常见疾病问答》《小儿王的育儿经》等多部中医育儿论著。发表了10余篇中医学术论文与科普论文，其中《微生态制剂在中医儿科临床的应用》获得1999年度北京中医医院优秀论文二等奖。王应麟教授对自己从医50余年来的临证经验进行总结，结合家传经验，主编了《王应麟家传儿科治验》。

四、学术传承

学术传承人有钱进、徐旭英、孙明霞、陶洋、赵静、樊惠兰、辛晓卉、曹明璐、丁丹丹等。

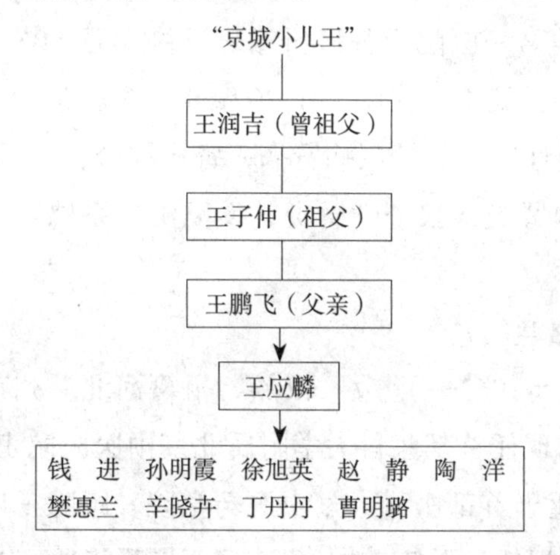

1. 徐旭英

徐旭英，男，博士，主任医师，硕士研究生导师，第四批全国老中医药专家王应麟学术经验继承人。为北京市"百千万"人才，卫生局"215"学科骨干人才、"十百千"（百层次）卫生人才。北京中医药学会外治专业委员会主任委员。从事中医、中西医结合外科专业临床、教学、科研工作23年，具有扎实的中医基础理论，系统掌握现代外科医学进展，对慢性难愈性皮肤溃疡、糖尿病足溃疡（脱疽）、周围血管病等进行了一系列临床及实验研究。卫生部重点专科，国家中医药管理局重点专科、重点学科，国家区域医疗中心（外科）负责人；承担国家自然科学基金、北京市科委“十病十药”等国家级及省部级、局级等30余项科研课题的研究工作。于核心期刊发表文章90余篇，主编论著6部。获得中华医学会、中华中医药学会、华夏医学及北京市科学技术三等奖各一项（排名第二）。

2. 孙明霞

孙明霞，女，汉族，副主任医师，北京中医药大学临床医学硕士，第四批全国老中医药专家王应麟学术经验继承人。曾于北京大学第一医院肾脏病研修班进修学习。现任《中国医学前沿杂志》编委。临床工作20余年，擅长治疗急、慢性肾炎，急、慢性肾衰，糖尿病肾病，肾病综合征，痛风性肾病，过敏性紫癜肾炎，狼疮性肾炎，反复泌尿系感染，特发性水肿等。

3. 樊惠兰

樊惠兰（1963—），女，汉族，祖籍河北冀州市，主任医师，学士。现任首都医科大学附属北京中医医院工会副主席。1985年毕业于首都医科大学中医药学院，跟随王应麟老师学习，2014年担任全国名老中医药专家王应麟传承工作室负责人。从事中医儿科临床、教学和科研工作30余年，在小儿易感、发热、咳嗽、厌食、积滞、便秘等小儿常见病、多发病以及遗尿、肾炎、肾病、过敏性紫癜等小儿疑难病的预防、诊断及中西医治疗上，临床经验丰富，疗效肯定。发表学术论文30余篇，并参与《儿童常见病自诊自养大全》《王应麟家传儿科治验》等著作的编写。

4. 陶洋

陶洋（1973—），女，汉族，北京市人，副主任医师，硕士。1997年毕业于首都医科大学中医系中医专业，获得学士学位，2009年获得北京中医药大学中医外科硕士学位。从事中医皮科医疗、教学、科研工作22年。具有坚实的中医理论基础，2012年师从王应麟教授进行临证和理论学习。参与国家中医药管理局、北京市科委、北京市中医管理局科研课题10余项。发表论文7篇，参编著作5部，如《皮肤病中医特色治疗》《损容性皮肤病中西医特色疗法》等。

5. 赵静

赵静，女，硕士研究生，副主任医师，第五批全国老中医药专家王应麟学术经验继承人。中医内科师承于肾病名家张胜容教授，中医儿科师承于著名儿科大家王应麟教授。2003年毕业于首都医科大学，毕业后一直从事肾脏专业临床工作。曾在北京大学第一医院肾病科及北京儿童医院肾病科进修学习成人及儿童肾脏病。担任中国中医药研究促进会肾病分会理事，北京中医药学会儿科专业委员会委员。核心期刊发表论文10余篇，参与著作2部。

6. 丁丹丹

丁丹丹（1983—），女，儿科学博士，中医儿科学硕士，副主任医师。曾于首都医科大学附属北京中医医院攻读中医儿科学硕士学位，对小儿反复呼吸道感染的病因病机及中医治疗进行研究并发表文章。后于首都医科大学附属北京儿童医院继续攻读儿科学博士学位。博士学习期间于北京儿童医院西医儿科各亚专业病房轮转，系统学习西医儿科学知识，对儿童过敏性紫癜肾炎进行临床研究并发表SCI论文1篇。工作后继续跟随国家级名老专家学习中医临床经验，院内拜师“小儿王”王应麟教授。擅长中西医结合治疗儿童呼吸及消化系统疾病，如小儿哮喘、肺炎、鼻炎、鼾症、反复呼吸道感染、厌食、便秘。曾参与 2 项国家级科研课题，并主持 2 项局级科研课题。

安效先

一、生平简介

安效先（1942—），男，北京市人。首都国医名师，中国中医科学院儿科学术带头人，主任医师，临床博士研究生导师，第三批全国老中医药专家学术经验继承工作指导老师。1962 年考入北京中医学院中医系，1968 年毕业，于山西省右玉县人民医院内科工作 10 年。1978 年考入中国中医研究院（现中国中医科学院）研究生班，师从著名中医儿科专家王伯岳先生，毕业后留在西苑医院儿科工作，历任儿科副主任、主任。现任西苑医院专家委员会委员，中国中医科学院学术委员会委员，国家食品药品监督管理局药品评审专家，中华中医药学会儿科分会常务委员，北京中医药学会理事、儿科专业委员会主任委员，北京中西医结合学会儿科专业委员会副主任委员，第二届中医药学名词审定委员会委员，中华医学会及北京医学会医疗事故技术鉴定专家，《中国药物警戒》杂志编委等职。

安效先教授抱着“要学就要学出名堂”的信念，精读四大经典、诸家本草及后世各家之论。对《小儿药证直诀》《活幼心书》《保婴撮要》《婴童百问》《幼幼集成》等都深入研究，曾参与点校《小儿药证直诀》，并参加了王伯岳老师主编的我国现代

第一部大型中医儿科学著作《中医儿科学》的编写。

安效先教授学术精湛，为人正直，富有仁爱之心，严谨的治学态度和高尚的医德得到了业界及广大患儿家长的尊重。

二、学术思想

1. 重视小儿生理病理特点，论述小儿“少阳体质”

20世纪80年代，安老在近代医家张锡纯“盖小儿虽为少阳之体，而少阳实为稚阳”的启发下，提出小儿“少阳体质”学说。一方面阐明小儿生理功能及物质基础都处于稚嫩状态，也就是说阴阳平衡为一种比较低的水平；另一方面说明无论在形体上还是功能上，小儿都处于快速生长发育阶段，年龄越小生长发育越明显。“少阳体质”学说整合了“纯阳”和“稚阴稚阳”两种学说，丰富发展了中医儿科理论。

2. 强调“后天之本”，重视调理顾护脾胃，通过“调理脾胃以安五脏”

安老重视调整脾胃阴阳升降之机，认为脾胃为“斡旋之州”，是诸脏气机升降之枢纽，对调节气机的升降出入起至关重要的作用，总结归纳出补中益气、益气摄血、清胃降逆、温胃降逆、泄热通下、润肠通便、扶正通下、温通寒积等八法调整脾胃阴阳升降之气机。安老认为调理脾胃贵在健运而不宜壅补，总结归纳出健脾益胃、温中健脾、消食导滞、消痞化积、驱虫安蛔五法。安老认为脾为湿土之脏，必使燥湿相济，总结归纳出芳香化湿、清热利湿、淡渗利湿、温化水湿、燥湿化痰、滋阴养胃、清热养胃、清暑益气、甘淡养脾九法。

3. 重视“治未病”的思想

安老重视“治未病”，小儿为少阳之体，易患热病，温热邪毒传变迅速，很快入里伤阴，安老非常赞成姜春华先生的“扭转截断”学说，在发病早期就采用卫气营血同治，常用金银花、连翘、薄荷、荆芥穗清热解表，黄芩、生石膏、知母清解气分，赤芍、牡丹皮、玄参、羚羊角粉等清营凉血，阴液未伤时佐以甘寒生津、滋阴退热之品，如芦根、青蒿、白薇、地骨皮等。

4. 衷中参西，继承发扬，勇于创新

安效先教授衷中参西，勇于创新，在中医辨证基础上，结合现代药理学研究，显著提高临床疗效，并时常告诫学生们切勿视方剂为药物的堆砌。安效先教授强调“中西医分别掌握，相互补充”“选方选药参合药理”“以法统方，专方专药”。安效先教授治疗呕吐以“和胃降逆”为大法，治疗小儿肠痉挛以“温中散寒、理气止痛”为法，治疗遗尿以“益肾气”为治疗大法。还制定了“小儿治汗七法”“蛋白尿辨治九法”等，推崇李中梓“治泻九法”、焦树德“治咳七法”。安老治疗鼻炎，常用苍耳子、辛夷、薄荷清热通窍；过敏性鼻炎无明显外感内伤证候的，用过敏煎加减治疗；治疗咽炎，常用银蒲玄麦甘桔汤加减；治疗中可重用蝉蜕等，强调“有是证则用是药”，防止生搬硬套，固守一法一方。

三、学术成就

安效先教授在临床中不断总结，勇于创新，对小儿高热、长期发热、咳嗽、肺炎、支气管哮喘、病毒性心肌炎、腹泻、肾炎、肾病综合征、过敏性紫癜、传染性单核细胞增多症、川崎病、抽动障碍等病进行了深入的研究，总结出各疾病的临床治疗规律，先后发表论文40余篇，获得过多项中国中医科学院及卫生部科技成果奖项。“中医治疗小儿肺炎研究进展”一文总结全面，内容翔实，被美国《医学索引》及美国只读光盘（CD-ROM）Medline 数据库收载；完成了“热平冲剂治疗小儿外感高热的临床与实验研究”的课题，实现成果转让；研制出“小儿止哮平喘冲剂”，成为西苑医院院内制剂，已运用于临床 10 余年，疗效得到海内外哮喘患儿家长充分肯定；开发出治疗小儿免疫功能低下的“阳春白雪散”；开展了小儿微量元素缺乏的临床研究，研制出“复儿康颗粒剂”治疗小儿锌缺乏症，并发表了相关的研究论文。安效先教授获得过多项中国中医科学院及卫生部科技成果奖项，目前是中国中医科学院儿科学术带头人，在中医儿科界享有较高的声誉。

四、学术传承

安效先学术传承人有冀晓华、柏燕军、彭征屏、潘璐、刘昆、芮娜等。

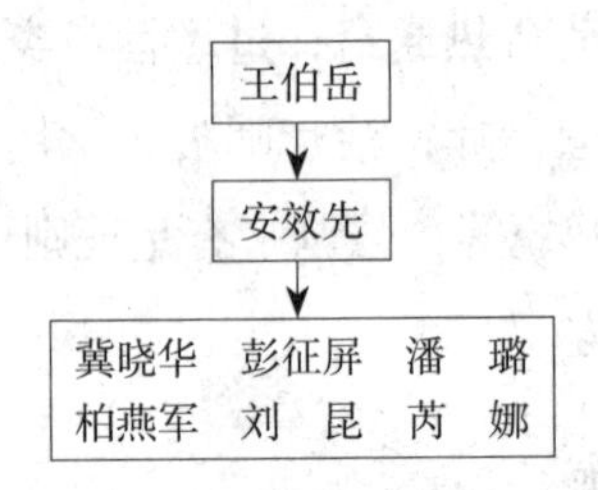

1. 冀晓华

冀晓华（1965—），男，汉族，现任中国中医科学院西苑医院儿科主任，主任医师，师从安效先教授。1987 年毕业于山东中医药大学，2003 年作为第三批全国老中医药专家学术经验继承人师从安效先教授学习，2007 年出师。曾任中华中医药学会儿科专业委员会副秘书长，北京中医药学会儿科专业委员会主任委员，全国中医药高等教育学会儿科教育研究会常务理事，中国民族医药学会儿科分会常务理事，北京中西医结合学会儿科专业委员会副主任委员等。作为主要研究者相继参加国家中医药管理局、中国中医科学院、北京市科委课题4项。发表论文20余篇，参与编写《实用中医儿科学》《乡村医生（中医药一技之长人员）中等中医学专业水平考试指南》等专著6部。冀晓华从事中西医结合儿科临床30余年，主要研究方向为中医儿科呼吸与肾脏病。对小儿发热、急慢性咳嗽、小儿肺炎、支气管哮喘、肾病综合征、过敏性紫癜合并肾脏损害、小儿便秘、睡眠障碍等疾病进行了较为深入的研究，临床取得较好的疗效。

2. 柏燕军

柏燕军（1965—），女，汉族，硕士，现任西苑医院医务处处长，西苑医院儿科主任医师，硕士研究生导师。1987年毕业于上海中医药大学，从事儿科临床工作20余年，积累了丰富的临床经验。熟练运用中西医结合手段治疗儿科常见病、多发病及疑难杂症取得较好临床疗效。2008年作为国家中医药管理局第四批全国老中医药专家学术经验继承人，师承安效先教授。跟随安教授多年侍诊学习，得其亲自教诲，发表学习心得、论文10余篇。擅长小儿肺系疾病，如小儿慢性咳嗽，反复呼吸道感染，哮喘，急慢性支气管炎，肺炎等；脾胃疾病，如小儿厌食，腹泻病，便秘，肠痉挛；及过敏性紫癜，紫癜性肾炎，抽动－秽语综合征等。承担国家“十一五”科技支撑等课题6项，培养硕士研究生数名。

3. 彭征屏

彭征屏（1964—），女，汉族，现任中国中医科学院西苑医院儿科副主任医师，师从安效先教授。1987年毕业于湖南医科大学，1992～1994年在中国中医科学院西医学习中医班脱产学习，2003 年作为第三批全国老中医药专家学术经验继承人师从安效先教授学习，2007 年出师。现任北京中医药学会和北京中西医结合学会儿科专业委员会委员。彭征平长期从事中西医结合儿科临床，主要研究方向为中医儿科呼吸、消化与肾脏疾病，对小儿咳嗽、哮喘、厌食、消化不良、抽动症、癫痫、肾病综合征、过敏性紫癜合并肾脏损害等疾病进行了较为深入的研究。作为主要研究者相继参加国家自然科学基金、国家中医药管理局、中国中医科学院、北京市科委课题 6 项。发表论文 20 余篇，参与 3 部儿科专著的编写。

4. 潘璐

潘璐（1973—），女，汉族，现任中国中医科学院西苑医院儿科主任医师，国家中医药管理局中医药重点学科后备学科带头人。1998 年毕业于天津医科大学儿科专业，毕业后分配至西苑医院儿科工作至今，2006 年取得儿科临床硕士学位，2008 ～ 2011 年作为第四批全国老中医药专家学术经验继承人跟随安效先教授学习。2010 年晋升为副主任医师，2012 年 4 月顺利通过中国中医科学院研究生院中医传承博士学位答辩。全国中医药传承在站博士后，合作导师为安效先教授。潘璐从事中西医结合儿科临床、科研及教学工作 22 年，在治疗小儿反复呼吸道感染、矮小症、急慢性咳嗽、支气管哮喘、腹泻病、便秘、抽动障碍等疾病方面积累了较丰富的经验。发表学术文章 10 余篇，参与编写书籍 4 部，参与大小课题 7 项。

5. 刘昆

刘昆（1976—），男，汉族，现任中国中医科学院西苑医院儿科副主任医师，儿科医学博士学位。2005 年于长春中医药大学硕士毕业，2012 年作为第五批全国老中医药专家学术经验继承人，师从安效先教授，2015年获得博士学位。从事中医儿科临床、科研、教学工作10余年，通过跟随安效先教授临床学习，对小儿高热、长期发热、肺炎、支气管哮喘、肾病综合征、过敏性紫癜合并肾脏损害、婴幼儿腹泻、病毒性心肌炎、传染性单核细胞增多症、川崎病、抽动障碍、睡眠障碍等疾病进行了较为深入的探索，取得了良好的治疗效果。擅长治疗小儿慢性咳嗽、哮喘、慢性胃炎、慢性腹泻、血小板减少性紫癜、紫癜性肾炎、肾病综合征、抽动－秽语综合征、睡眠障碍等疾病。现任中国民族医药协会儿科分会委员，北京市突发事件应急委员会委员，中华医学会儿科学分会委员。

6. 芮娜

芮娜（1981—），女，汉族，现任西苑医院儿科副主任医师，师从安效先教授。2007年毕业于北京中医药大学针灸推拿学院，获得硕士学位，后就职于西苑医院，完成住院医师规范化培训，于2010年至儿科工作。分别于2011年至青岛市海慈医院，2017年至北京按摩医院进修小儿推拿各3个月。2013年7月至今开设小儿推拿专题门诊，有丰富的小儿推拿治疗经验。2018年作为第六批全国老中医药专家学术经验继承人师从安效先教授学习。现任北京中医骨伤医学研究会监事长，中国中医药信息研究会儿科分会理事，北京中医药学会按摩专业委员会委员。参与北京市科委、北京市中医管理局、国家中医药管理局、中国中医科学院课题共5项。发表论文6篇，参与1部儿科著作编写。擅长小儿推拿治疗厌食、便秘、急慢性腹泻等消化系统疾病，外感发热等急性上呼吸道感染疾病。还擅长中药治疗反复呼吸道感染，咳喘等呼吸系统疾病及儿科常见病等。

佘继林

一、生平简介

佘继林（1948—），北京市人，主任医师。1965 年考入北京第二医学院（现首都医科大学）攻读儿科专业，毕业后分配到首都医科大学附属北京中医医院儿科工作。期间受教于冯泉福（捏积冯）、柳文鉴、刘奉吾、陈中瑞、吉良辰、王应麟等名老中医，并得益于其西医功底，逐渐在中西医诊疗儿科疾病方面形成了自己的风格和特色，以中药、小儿捏脊、穴位贴敷、膏方的综合治疗方案，尤其在小儿久咳、久喘、久泄等疾病方面疗效突出，受到患儿及家长的广泛好评。曾先后担任北京中西医结合学会儿科专业委员会委员兼秘书、全国中医药高等教育学会儿科教育研究会常务理事、中国优生科学协会理事、中华医学会医疗事故技术鉴定专家库成员。1983 年起多次参加北京市民族宗教事务委员会举办的少数民族地区义诊工作，因工作成绩显著，获北京市民族团结表彰大会“先进个人”荣誉称号，国家民族事务委员会和北京市人民政府授予“民族团结模范先进个人”荣誉称号。第六批全国老中医药专家学术经验继承工作指导老师，首都国医名师，北京市中医药传承“双百工程”指导老师，北京中医药薪火传承“3+3”工程“佘继林名医传承工作站”导师，北京市朝阳区中医药专家下基层暨学术经验继承工程指导老师。

佘继林主任幼承庭训，立志岐黄，把《黄帝内经》《难经》《伤寒杂病论》《神农本草经》《药性赋》《濒湖脉诀》《汤头歌诀》《医学三字经》等作为基础经典进行研习，把《颅囟经》《小儿药证直诀》《医宗金鉴·幼科心法要诀》等作为儿科专科经典进行研习，真正地做到了基础内科和专业儿科并重。

20世纪80年代初，佘继林主任成为冯泉福的助理，系统整理了冯氏捏积疗法，完成了《冯氏捏积疗法》的专著，同时对冯老的捏积手法进行了完整的录像，为医院留下了极为珍贵的资料。近年又有《小儿捏积疗法》《冯氏小儿捏脊》著作问世，成为中医儿科冯氏捏积代表性传承人。

二、学术思想

1. 辨病与辨证相结合

佘继林主任擅于充分利用西医学对中医临证诊疗提供的有益信息，并把这些内容充实到中医四诊合参之中，做到传统与现代相融通，使对疾病的辨证论治更为快捷、准确，方药运用更为得心应手、疗效更为显著，突显“洋为中用”“衷中参西”指导思想。

2. 宏观辨证与微观辨证相结合

佘继林主任认为宏观辨证与微观辨证相结合可以提高中医诊断水平，同时还可以探讨中医证候的病理机制，把疾病的外在表现与内在的病理变化本质统一起来进行辨证论治，使中医诊断更客观、准确。

3. 中医药性与西医药理相结合

佘继林主任在掌握传统中药药性的基础上又掌握了当代的中药药理，对药味的药性和药理双重的了解、掌控，使运用药物更为准确、范围更广阔。

4. 小儿捏脊和膏方的应用

佘继林主任始终秉持“良医不废外治”之理念，稳固地形成了其“崇尚内治，不废外治”的学术思想。

三、学术成就

佘继林主任编著了7部个人著作，分别是《小儿常用中成药》《冯氏捏积疗法》《小学生健康之友》《最新实用婴幼儿保健》《最新实用小儿中成药》《小儿捏积疗法》《冯氏小儿捏脊》，其中《冯氏小儿捏脊》先后由知识出版社、国际文化出版公司、中医古籍出版社、科学技术文献出版社、北京出版社出版发行。出版于1985年的《冯氏捏积疗法》是由祖传150多年冯氏捏积疗法第四代传人冯泉福亲自审阅后出版，成为冯氏捏积疗法的代表著作。佘继林主任于1981年至1985年间，分别向《北京晚报》《北京青年报》《北京科技报》《健康咨询报》《北京卫生报》《健康报》《知识与生活》《人民建材报》投稿并刊登科普文章24篇之多，其中在《北京晚报》中的“家”专刊发表10余篇，这些科普文章对儿童常见病的防治进行了宣教，为儿童的健康事业做出了贡献。

佘继林主任通过50多年的中医临床实践积累了丰富的临床经验并形成了自己成熟的学术思想，并将学术传承作为当前工作的重中之重。老牛自知夕阳短，不用扬鞭自奋蹄。传承中医文化的责任感、使命感和紧迫感使佘继林主任仍然工作在医教研一线，为儿童健康事业奋斗，为中医药的发展增砖添瓦。

四、学术传承

佘继林主任学术传承人有刘玉超、程五中、张丽、王成礁、秦胜娟、杨欢、王佳琪。

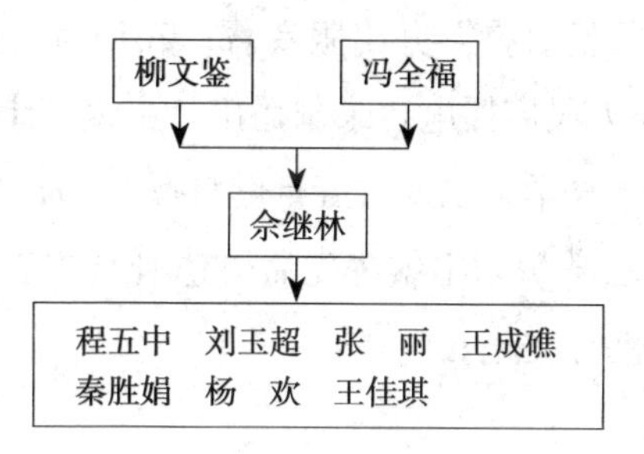

1. 刘玉超

刘玉超（1974—），男，汉族，河北辛集人，医学博士，中医学博士后，副主任医师，副教授，硕士研究生导师。第六批全国老中医药专家佘继林先生学术经验继承人。首都医科大学附属北京中医医院第一届、第二届杏林优才。首届北京中医行业榜样，北京市卫生计生委系统优秀共产党员。世界中医药学会联合会经方专业委员会理事。刘玉超师从博士后合作导师李宇航教授以及严隽陶教授、房敏教授，并先后跟随贺普仁、宋祚民、王应麟、顾植山等名老中医进行临证和理论学习，这些名老中医丰富的学识经验，对刘玉超学术思想的形成具有重要的影响。此外，其自幼习武，擅长太极拳、八卦掌、形意拳、易筋经、少林内功等传统功法，医武结合形成了其鲜明的临床特色。

其主要学术思想包括：临床中秉承《黄帝内经》中“圣人杂合以治，各得其所宜”的学术思想，擅长运用方药、针灸、推拿、练功等传统中医药疗法结合现代诊疗技术治疗内科杂病、脊柱与关节疾病、儿科疾病。临证中强调以调护脾胃为中心。擅长中医养生与抗衰老。刘玉超主持、参与国家中医药管理局、北京市医院管理局、国家体育总局科研课题10余项，曾获得中国中西医结合协会科技进步二等奖，发表论文10余篇。2014年创编了“五行健骨操”并出版专著；2016年创编了“脏腑保健法”，由中央人民广播电台录制播出。主编“十三五”创新教材《传统功法康复学》以及《五行健骨操》，为“十三五”规划教材《推拿功法学》副主编。先后受邀赴日本、匈牙利、英国传播中医及太极等文化。

2. 程五中

程五中（1977—），男，共产党员，博士，首都医科大学北京中医医院推拿科副主任医师。第六批全国老中医药专家学术经验继承人。现任北京中医药学会按摩专业委员会副秘书长，中华中医药学会针刀医学分会委员，北京中医药学会疼痛专业委员会委员。程五中2000年毕业于河南中医学院，从事中医推拿、教学、科研工作19年，运用少林内劲一指禅手法、独特的整脊手法和小针刀对膝关节骨性关节炎、颈椎病、胸椎小关节紊乱、腰椎间盘突出症、骶髂关节半脱位等脊柱自身的疾病进行治疗，疗效显著。擅长治疗脊柱相关的头痛、头晕、失眠、视物模糊、血压失稳、心律失常、慢性消化不良等疾病以及四肢关节运动损伤。另外擅长慢性病的中医辨证治疗。2016年拜臧福科为师，学习宫廷理筋术和振腹疗法。2017年被遴选为第六批全国老中医药专家学术经验继承人，师从佘继林主任医师，系统学习冯氏捏积疗法和佘老治疗久咳、久喘、久泻的辨治经验。程五中作为分课题负责人参与北京市科委重大专项课题1

项。曾获得中华中医药学会科学技术奖三等奖。发表论文 10 余篇。

3. 张丽

张丽（1983—），女，中国共产党员，医学硕士，首都医科大学北京中医医院儿科副主任医师。现任北京中医药学会儿科专业委员会委员，北京中医药“双百工程”传承人。张丽 2006 年毕业于北京中医药大学，从事中医儿科医疗、教学、科研工作 13 年。师从佘继林主任学习临证和中医儿科理论知识。在小儿呼吸系统疾病、小儿消化系统疾病等方面积累了一定的临床经验。擅长久咳，反复呼吸道感染，鼾症，厌食，小儿抽动症等疾病的治疗。在医理上善于中西医结合，在择药上善于把中药的药性和西医的药理结合起来，在辨证上善于把整体辨证和局部辨证结合起来。同时擅长针灸、推拿、药物并用的治疗方法。2012 年于北京中医药大学学习硕士课程，师从伤寒论教研室主任王新佩教授，学习中医内科杂病治疗，2016 年取得硕士学位。多年来跟随佘继林主任学习儿科内科疾病治疗，2016 年被遴选为北京中医药“双百工程”传承人，正式拜佘继林主任为师，系统总结老师久咳、久喘、久泻的治疗思路。张丽作为第一作者发表 6 篇论文，参加多项国家级课题的研究，其中一项院内课题其为负责人。

王素梅

一、生平简介

王素梅（1950.1—），女，辽宁人，主任医师，教授，博士研究生导师。1977年毕业于上海第一医学院（现复旦大学上海医学院），毕业后于北京中医药大学东直门医院儿科工作。置身于这样一所中医底蕴深厚的教学医院，周围又有刘弼臣等国内知名专家、学者，良好的中医氛围无疑为其今后的系统学习提供了丰富的资源，同时在深研中医的路上也有了指路明灯。1978～1980年参加北京中医药大学举办的西医学习中医理论学习班，经过脱产系统学习中医药基础理论知识，接触中医经典医著，逐渐掌握了中医学的理论体系，为今后的医教研工作打下坚实的基础。并先后在北京儿童医院儿内科及北京大学妇儿医院进修学习小儿肾脏病专业。1999年调入北京中医药大学东方医院创建儿科，担任儿科主任、教研室主任，2012年成为首批北京市中医儿科诊疗中心主任。2014年国家中医药管理局批准成立“王素梅名医工作室”，为国家中医药管理局重点学科中医儿科学学科带头人，中医儿科重点专科学术带头人。第五批全国老中医药专家学术经验继承工作指导老师，2011年由北京市中医管理局确定为第四批北京市老中医药专家学术经验继承工作指导老师，2015年由北京市中医管理局确定为第五批北京“双百工程”中医药专家学术经验传承工作指导老师。

王素梅教授从事中医儿科临床、教学、科研工作40余年，善于学习，勤于思考，经常请教身边的前辈名家，尤其幸运的是跟师全国名医刘弼臣教授学习并总结其学术经验，反复揣摩“从肺论治”儿科疾病的学术思想，坚持研读中医经典，医术得以不断精进，技术全面，经验丰富。王素梅教授有很强的西医背景，又系统学习了中医理论，故在治疗很多小儿疾病如小儿反复呼吸道感染、哮喘、遗尿、性早熟、多发性抽动症、注意力缺陷多动障碍、孤独症谱系障碍等疾病方面都有自己的独到见解。特别是在辨治小儿多发性抽动症方面，在国内创新性地提出了脾虚肝亢的病机，从肝脾辨治的思路，创制健脾止动汤治疗该病，疗效肯定。并带领团队在基础研究方面做了进一步探索。在此基础上，其不断总结，逐渐形成对小儿脑系疾病如注意力缺陷多动障碍、孤独谱系障碍（孤独症）的辨治思路。根据小儿脾常不足、肾常虚的生理特点，提出运用温阳补肾、化痰开窍法治疗小儿孤独症，调理阴阳、安神定志治疗小儿注意力缺陷多动障碍获得较满意疗效。其患者遍及全国，也有不少海外患者。对医学同行深入认识和辨治此类疾病、提升疗效，起到良好的借鉴示范作用，影响深远。

王素梅教授是全国暨北京中医药薪火传承“3+3”工程建设单位刘弼臣名家研究室负责人，2017年担任京津冀协同发展项目廊坊市中医院“刘弼臣名老中医学术传承推广基地”负责人，中华中医药学会儿科分会第三十五、三十六届副主任委员，世界中医药学会联合会第一届、第二届儿科专业委员会副会长，世界中医药学会联合会儿童医药健康产品产业委员会副会长，中国民族医药学会儿科分会副会长，中华中医药学会儿科流派传承创新共同体副主席，北京中西医结合学会第四届儿科专业委员会副主任委员，北京中西医结合学会第一届多动抽动专业委员会主任委员，北京中医药大学学术委员会委员，《北京中医药》《中医儿科杂志》编委。

王素梅教授1999年调入东方医院担任科主任以来，不仅抓医疗，更是将学科建设、团队培养作为重心，格外重视人才培养和中医传承。带动东方医院儿科建设成为北京市中医儿科诊疗中心，国家中医药管理局重点学科，中医儿科重点专科，并成立了“王素梅名医工作室”。王素梅教授身为导师，常教导学生“思贵专一，不容浅尝问津；学贵沉潜，不容浮躁涉猎”，为儿科事业培养了几十名博士、硕士，带徒弟10余名，投身在医院及基层、社区，服务儿童健康。

二、学术思想

1. 衷中参西，先议病，后用药，竭心思而施治

王素梅教授的治学之路，体现了其坚持传承和不断创新的思想和理念。其不仅用心研读经典，也在临床上不断揣摩验证前贤们的学术思想。因为受过系统的西医思维培养，其在传承中不是简单地辨证，而是强调辨病和辨证结合，只有对病有了全面的认识和了解，才能制定出合理、精准的治疗方案，确定疗程，判断疾病预后，并给出预防策略。近代中西医汇通医家张锡纯指出“欲求医学登峰造极，诚非沟通中西医不可”。王教授推崇其师古而不泥古、参西而不背中的精神，认为真正做到“传承精华，守正创新”，就要关注西医学的进展，关注科学技术发展，既可以更好地传承，也能实现守正创新的突破。虽然

医学的发展尚不能穷尽，仍然有很多不能解释揭示的病因病理，但目前检查手段的进步，最大程度地延伸和拓宽了中医四诊的内容，比如影像学、内镜等的出现，就让望诊更为全面、深入。故借助西医学对疾病的系统认识，可以更为有效地发挥中医的优势，也可以明确中医的短板，而扬其长。故其强调先论病，再说治疗。一如喻嘉言《寓意草》所言“先议病后用药”，“若不论病，则药之良毒善恶，何从定之哉？”尤其在疾病辨治效果不理想时，一定要重新审定疾病的诊断。王素梅教授门诊经常会遇到一些疑难杂症，病程长久治不效而慕名前来就诊的患者，由于有的疾病诊断尚不明确，更需要先议病，了解其既往诊治情况。王教授强调儿科大夫做到“博学之，审问之，慎思之，明辨之，笃行之”即为竭心思，不仅仅是简单施治。

2. 重视疾病的标本缓急虚实特点，主张反复发作性疾病分期辨治

王素梅教授提出疾病的辨治一定要分清标本，除要遵从“急则治标，缓则治本”的原则，还要求其标本的原因。一些反复发作或者难治性疾病，如反复呼吸道感染、湿疹、哮喘、肾病、过敏性紫癜等，需要从长计议，分期辨治，不能速攻，只能缓图，才可做到痊愈或者全面控制。

其在辨治反复呼吸道感染时，认为肺脾两虚为本病的基本病机。因为反复发作，所以对本病的辨治就要全程管理，分期辨治，才能有效并从根本上解决反复发作的标证。其将本病分为急性期、亚急性期、缓解期、恢复期四个阶段，辨为风邪犯肺证、余邪未尽证、卫表不固证、脾肺两虚证四个证型，发作期以治急证，控制标为主。其强调恢复期病已痊愈大半，故主张以药力缓和的膏方进行调补善后。

而对湿疹的辨治，认为其本为“脾失健运，水湿内阻，心肝火旺，毒邪外泄”，标乃“风湿热邪，侵犯肌腠”。发作期，标实为主，治以祛风清热，解毒透疹；缓解期，以治本为主，法宜健运脾胃，利湿凉血。由于病情反复发作，迁延日久多瘀，常选用活血、凉血之品。而久病阴血耗伤，常虚实夹杂，肌肤失养，生风化燥。本着“治风先治血，血行风自灭”的原则，要注意养血活血兼以疏风。本病急性发作期瘙痒、渗出明显，患儿常烦躁不安，不停搔抓，依据《黄帝内经》病机十九条“诸痛痒疮皆属于心”，要清心安神，药用栀子、钩藤、白蒺藜、黄柏、竹叶等。湿疹从西医学角度而言，属于变态反应性疾病，与胃肠功能及其肠道菌群关系密切。王素梅教授认为小儿湿疹的表现虽在皮肤，而其病位根源则在中焦脾胃，强调缓解期调理脾胃，对变应原等过度敏感情况会大为改善，皮损也会尽快得到修复。

对于功能性便秘的认识同样体现了王教授重视标本缓急的临证理念，主张临证分清病因，明辨虚实，因证施治，勿犯虚虚实实之戒。其认为顽固性便秘患儿多源于小儿脾胃功能不健，影响化物传导。主张应调畅气机，和脾胃升降，治法先宜消食化积，行气导滞，选用焦山楂、焦神曲、稻芽、炒莱菔子、焦槟榔，同时酌情加用藿香、砂仁理气醒脾。而粪质不硬，虽有便意，频频叫嚷如厕，却排便不畅者，王素梅教授认为要以补立法，选用太子参、白术、黄芪等补益脾胃，并善用荷叶，助脾升举清阳。同时指出治便秘非燥结内闭，不得轻易启用大黄、芒硝等苦寒攻下之品，而应通过行、消、润、补、升五法恢复脾胃升降，可启魄通便。

3. **重视辨治疾病中的病理因素——风痰瘀**

王素梅教授认为小儿脏腑娇嫩，形气未充，故无论外感还是内伤因素，均会影响脏腑功能，影响气血津液的生化及循行，进而出现化痰、生风、瘀阻等病理变化。尤其顽难痼疾，如过敏性疾病、肺系疾病及神经行为疾病，症状多端，容易反复，一定要注意病理因素风、痰、瘀。

在肺系疾病中，痰、瘀的存在影响肺系疾病发生、发展及后期转归，常可致肺系疾病缠绵不愈。痰和瘀血既是疾病形成过程中的病理产物，又是新的致病因素。在辨治小儿慢性咳嗽、支气管哮喘、肺炎、闭塞性毛细支气管炎等病证时，重视痰、瘀的病理因素，痰瘀的存在可致肺气痹阻，出现胸闷、久咳、喘憋等问题。近几年西医学非常关注小气道炎症问题，王素梅教授认为从痰瘀论治，可改善小气道炎症。此时不一定为有形之痰，常为伏痰、风痰，需要根据病证特点结合舌象、脉象分析。其惯用温胆汤化痰，酌加活血药如丹参、牡丹皮、赤芍、仙鹤草，如病程长，也可适当加虫类药，每获良效。无论治痰还是化瘀，行气是重点。小儿由于脾常不足，脾为主要的生痰之源，故化痰常需要健脾运脾。

而对于小儿神经行为疾患如儿童抽动症、儿童多动症以及孤独症的辨治，其在继承刘弼臣教授“从肺论治”的学术思想基础上，进一步提出从五脏辨治上述小儿脑病。强调此类疾病均存在重要的病理因素风、痰、瘀。抽动症、多动症以风痰为主，孤独症主要为痰瘀，三者彼此为共患病，故风痰瘀三个病理因素均要考虑。

其根据《金匮要略》“病痰饮者，当以温药和之”的观点，强调温药在化痰中的应用，无论有形之痰，还是无形之痰，通过辨治病理因素，则痰去瘀消，气血畅达，风得以平，百病可解。如《黄帝内经》所言："谨守病机，各司其属，有者求之，无者求之，盛者责之，虚者责之，必先五胜，疏其血气，令其调达，而致和平。"

4. 从五脏辨治两动一闭，安神定志贯穿始终

王素梅教授近年潜心钻研儿童神志疾病，尤其在两动一闭方面，颇有造诣，提出的许多观点，为国内同行认可。《素问 · 生气通天论》曰："阴平阳秘，精神乃治"，《灵枢 · 经水》曰："五脏者，合神气魂魄而藏之"，《素问 · 宣明五气》中提出"五脏藏神"的观点，即"心藏神，肺藏魄，肝藏魂，脾藏意，肾藏志"。据此，其认为两动一闭其根本为阴阳失调，致精神失治，如阳气偏亢则可见烦躁不安，性急易怒，注意力难以集中，冲动、任性，抽动频率高，幅度大。如阴气偏胜，则痰湿蒙蔽窍道，表现为神疲倦怠、呆滞、言语不利、动作笨拙、注意力涣散、抽动幅度及频率小等。从五脏功能而言，五脏化生气血及所藏精气，为五神的物质基础，五脏功能正常，则神宁、魄安、魂定、意守、志坚。王教授强调两动一闭属于心身疾病，既有躯体症状如遗尿、便秘、腹泻、腹痛、呕吐等表现，又有精神行为异常等心理疾患，如睡眠障碍、抑郁、焦虑、强迫等症状。故应首辨阴阳，再从五脏辨治，结合风痰瘀的病理因素，具体到每个疾病，其涉及病位、病理因素均各有所侧重。

王素梅教授提出儿童抽动症的病机为脾虚肝旺，风痰内扰。立法健脾平肝，息风化痰，制方健脾止动汤。另外根据患儿兼症不同，又有"健脾化痰""运脾消滞""益气健脾""疏肝解郁""平肝潜阳""重镇平肝""温阳益智"等不同治法。儿童多动症从心肝脾三脏辨治。主张以燮理阴阳，安神定志为原则，常用礞石滚痰丸、健脾止动汤、孔圣枕中丹合方或加减化裁。均注重理脾化痰，古人云“治痰不理脾胃，非其治也”。王素梅教授认为儿童孤独症病位主要在脑，与心、肝、肾、脾关系密切。其病机为先天禀赋不足，肾精亏虚，脑髓失养，智窍未开；痰瘀内闭，神明蒙蔽，心窍不通而出现神乱、少神、目滞、不语等神智异常。提出以健脾补肾、化痰开窍、填精益智为法，拟方附桂益智汤，常配合孔圣枕中丹加减。如精髓亏虚，脑窍失养，则因虚而瘀，酌加活血药通络开窍。脾虚阴盛、痰瘀闭窍证，治以健脾扶阳，化痰开窍，药如肉桂、附子、巴戟天等。“温化”之法犹如阳光一照，则阴霾尽消。王教授强调临证时要注意标本兼顾。上述神经行为疾病，常神志不宁，魂不守舍，故安神定志法常贯穿在疾病治疗始终。

5. 善用温药，巧配角药

王素梅教授认为小儿无论阴精、阳气均不足。小儿由于体禀少阳，如果饮食、调护不当，或者感邪及用药稍有不慎，更易伤及小儿少阳。在辨治小儿外感或是内伤疾病时，应注意少用、慎用苦寒，常酌加温药顾护脾胃，温养阳气，以免伐其生发之机。其强调“脾土宜温，不可不知也”。如其治疗孤独症常用附子、肉桂、巴戟天、补骨脂、菟丝子、益智仁等。

角药源自《黄帝内经》“一君二臣，奇之制也”，具有增效减毒的作用。王教授在选取药物组成角药时有以下几个特点：①运用独立成方之角药，如治疗遗尿的缩泉。王教授善于总结，博采众长，逐渐形成治疗疾病的专药。②由独立成方化裁而来。如治疗遗尿的角药桑螵蛸、龙骨、五味子源自桑螵蛸散。③以辨证论治为前提，以中药气味、性能、归经、七情为配伍原则，将阴阳相配、升降相因、异类相使等制方法则皆用于角药之中，可谓出奇制胜，融会贯通。如石菖蒲、远志、郁金，豁痰开窍，宁心安神。

6. 善用并创新外治法的应用

良医不废外治，《素问·异法方宜论》指出“圣人杂合以治，各得其所宜”，孙思邈曰：“只药而不针者，非良医也。”王教授遵循古训，杂合以治、针药并施。1999年在京率先开展了小儿冬病夏治外治疗法，采用中药穴位贴敷治疗小儿肺系疾病，改良设计了儿童专用型贴膏——小儿芥子咳喘贴，获批为院内制剂，并于2012年入选“十病十药”北京市科委中医药研发项目。发声性抽动为难治症状，临床颇为棘手，其善于学习，引入成人“咽四针”技术，改毫针为揿针，开创了揿针治疗小儿难治性抽动障碍的先例。

三、学术成就

王素梅教授致力于中医、中西医结合儿科的医疗、教学、科研工作40余年，在《中医杂志》《中华行为医学与脑科学杂志》等国内核心学术刊物上发表论文60余篇，SCI收录4篇。2012年负责主持制定第一版中医儿科诊疗指南“小儿抽动障碍”“小儿注意力缺陷多动障碍”。主编《小儿抽动障碍——中西医基础与临床》《刘弼臣教授临床经验传承》《儿童常见病治疗与用药实用手册》《国医大家刘弼臣学术经验集成》4部专著，副主编《中医儿科学》等教材4部，参编教材多部。主持2项国家自然科学基金课题和多项部局级及市级科研项目。获校级科技进步二等奖2项，中华中医药学会科技进步三等奖1项，中国中西医结合学会科技进步三等奖1项。获国家发明专利4项，其中关于小儿抽动症特效专药研究获国家专利2项（①组合物在制备治疗短暂性和慢性抽动障碍药物中的用途，专利号为 ZL 2015 1 0197339.X；②用于治疗多发性抽动症的中药组合物及其制备方法与应用，专利号为 ZL 2015 1 0198368.8）；关于咳喘外用贴剂研究获专利 2 项（①一种治疗咳喘的中医组合物及其应用，专利号为 ZL 2016 1 0565323.4；②一种治疗咳喘的中药组合物外用制剂及其制备方法，专利号为 ZL 2016 1 0565410.X）。

四、学术传承

王素梅学术传承人有郝宏文、崔霞、吴力群、卫利、刘奕、杜彦云、陈自佳、司玲等。

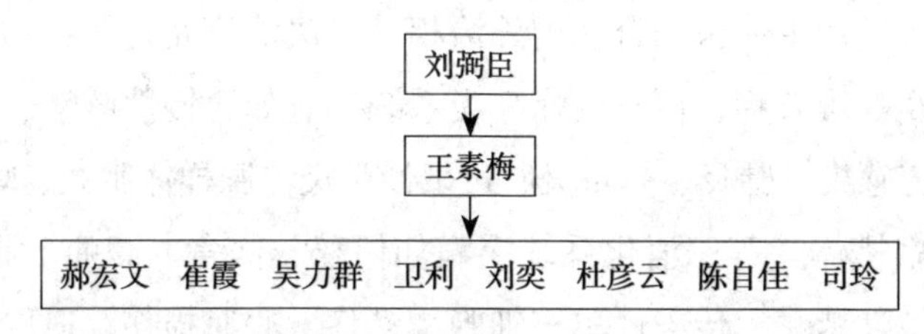

1. 郝宏文

郝宏文（1968—），女，山西人，医学博士，主任医师，教授，硕士研究生导师。1986 年考入北京中医药大学中医专业。1992 年毕业就职于北京中医药大学东直门医院儿科，跟诊儿科教授、国家级名老中医刘弼臣教授进行门诊抄方及病房查房工作，对刘老治疗各种疑难杂症如多发性抽动症、急性肾小球肾炎、肾病综合征、重症肌无力等的经验深有体会。1998 ～ 2001 年师承王素梅教授攻读中医儿科学硕士专业。1999 年转入刚成立的北京中医药大学东方医院儿科工作。2007 ～ 2010 年攻读中西医结合博士学位并顺利毕业。2012 年成为第五批全国老中医药专家王素梅教授的学术经验继承人，2015 年顺利出徒并获得“北京中医药大学岐黄传承优秀奖”。现就职于北京中医药大学东方医院儿科。现任中华中医药学会儿科分会第八届委员会委员，世界中医药学会联合会儿科专业委员会第二届理事会理事，北京中西医结合学会儿科专业委员会委员，北京中医药学会第十一届儿科专业委员会青年委员，中国中医药研究促进会综合儿科分会理事，北京中西医结合学会多动抽动专业组秘书长，第五批全国老中医药专家学术经验继承人，全国名老中医药专家王素梅传承工作室负责人，第三批北京市健康科普专家。

郝宏文教授从事儿科医、教、研工作 20 余年，积累了丰富的临床经验，门诊、急诊、病房兼顾，互相促进，增进疗效。能熟练运用中西医结合、内外治相辅之法治疗儿科常见病、多发病及疑难杂症，擅长治疗呼吸系统疾病如急慢性咳嗽、反复呼吸道感染、肺炎、鼻窦炎、过敏性鼻炎、腺样体肥大、哮喘、反复扁桃体炎等；消化系统疾病如便秘、厌食、腹痛、腹泻；及过敏性紫癜、传染性单核细胞增多症、心肌损伤、遗尿、湿疹等。在治疗多发性抽动症方面，借鉴刘弼臣教授的从肺论治及王素梅教授的健脾平肝法，传承创新，确立健脾疏肝的治疗思路。在临证中，主张辨病与辨证相结合，中医西医相结合，内治外治相结合。在进行医疗工作的同时，积极参与科普宣传，2014 年参加“魅力中国”IPTV 全球中文电视节目直播，2018 年参加贵州卫视“育儿大师”节目，2019 年参加“新华大健康”视频直播科普节目录制，2019 年入选北京市第三批健康科普专家，参与北京卫视“健康北京”科普节目摄制。为《父母必读》《为了孩子》等杂志连续多年撰写育儿科普文章。2017 年开始利用业余时间，开通微信公众号开展健康科普教育。承担及参与国家自然科学基金项目、北京自然科学基金、北京中医药大学课题及其他课题多项。发表论文20篇，副主编著作2部。获中华中医药学会科学技术奖三等奖1项，北京中医药大学科学技术奖二等奖1项，中国中西医结合学会科学技术三等奖1项。2016年被评为北京中医药大学东方医院优秀教师，2017年获北京中医药大学东方医院教学查房二等奖。

2. 崔霞

崔霞（1965—），女，河北人，医学博士，主任医师，教授，博士研究生导师。1987年考入河北中医学院中医专业，1992年毕业后分配到张北县计生委技术服务站从事全科工作。1994年1月调入华北石油总医院，被分配到卫生学校从事教学工作，讲授中医学、儿科学等专业。2001年考入北京中医药大学中医儿科专业师承王素梅攻读硕士研究生学位，2004年毕业后留在北京中医药大学东方医院儿科工作。2008年报考中西医结合临床儿科方向博士生，仍师承王素梅教授。跟诊刘弼臣教授抄方多年，为“刘弼臣名医工作室”成员。2011年，调入北京中医药大学第三附属医院儿科工作至今。2017年入选全国第四批中医临床优秀人才，有幸再次拜师王素梅教授学习，并相继拜师国医大师薛伯寿、全国名中医汪受传教授、岐黄学者马融教授，以及首都名医王应麟、姜良铎教授学习，诊疗能力得到进一步提高。现任北京中医药大学第三附属医院儿科主任、中医儿科教研室主任，中华中医药学会儿科分会第一届青年委员会副主任委员、第八届委员会常委，世界中医药学会联合会儿童保健与健康教育专业委员会第一届理事会副会长、儿童医药健康产品产业委员会第一届理事会副理事长，北京中医药学会第十一届儿科专业委员会副主任委员，北京中西医结合学会多动抽动专业委员会副主任委员，北京中医药学会外治专业委员会副主任委员，中国中药协会儿童健康与药物研究专业委员会外治疗法学组副组长，全国中医药高等教育学会儿科教育研究会常务理事，中国中药协会中医药适宜技术专业委员会常委，中国中医药研究促进会综合儿科分会常务理事，中国民族医药学会儿科分会常务理事，世界中医药学会联合会儿科专业委员会第三届理事会常务理事，北京中医妇幼保健专家智库指导专家，朝阳区育星工程指导专家，中国中药协会中医药适宜技术专业委员会“仁医工程”特聘专家，全国第四批优秀中医临床人才。

崔霞教授从事医、教、研工作27年，诊疗经验丰富，技术全面，能熟练应用中西医结合诊疗手段治疗小儿常见病、多发病及疑难杂症。擅长治疗反复呼吸道感染、慢性咳嗽、慢性扁桃体炎、外感发热、腺样体肥大、过敏性疾病（哮喘、鼻炎、湿疹）、儿童抽动障碍、儿童多动症、胃炎、厌食、腹痛、腹泻、便秘、传染性单核细胞增多症等疾病。在传承学习导师及各位教授的学术思想及临证经验的过程中，善于总结，敢于创新。主张辨病辨证，并重视外治法的应用，逐渐形成了自己的诊疗特色，创新性地提出从瘀热论治儿童反复呼吸道感染。北京中医药科技课题“雷火灸治疗儿童反复呼吸道感染的疗效评价”成为北京示范推广项目。在继承导师扶土抑木治疗儿童抽动症学术思想的基础上，提出从木郁达之、“形神合一理论”辨治儿童抽动症，并重视情志因素在本病发病中的作用，将易筋经引入本病的防治和家庭管理中。先后多次在北京卫视“养生堂”、CCTV–2“是真的吗”、吉林卫视“宝贝别哭”、辽宁卫视“爱幼科学说”、安徽卫视“悦宝贝”录制科普节目，定期为《父母必读》撰写科普文章，开展儿童健康教育。主持北京市自然基金课题1项，参与国家自然科学基金课题2项，国家中医药管理局课题1项及多项市级、校级课题。发表论文40余篇，主编、副主编5部著作。获中华中医药学会科学技术奖三等奖1项，北京中医药大学科学技术奖二等奖1项。2018年被评为北京中医药大学优秀主讲教师，北京市中医住院医师规范化培训十佳科室主任，中国中医药信息研究会基层健康服务分会"先进工作者"，获中国中药协会中医药适宜技术专业委员会"仁医工程"杰出贡献奖。

3. 吴力群

吴力群（1965—），女，湖北人，医学博士，主任医师，教授，博士研究生导师。1982年考入湖北中医学院中医系学习，1987年大学本科毕业后在山西中医学院附属医院儿科工作，曾跟随全国名中医贾六金教授学习。1999～2002年在山西医科大学攻读硕士学位，期间师从全国名老中医丁樱教授。2002年考入成都中医药大学，攻读中医儿科学博士学位，师从全国名老中医药专家、四川省名中医胡天成教授。2005年进入北京中医药大学东方医院儿科工作。2005～2007年期间，跟随刘弼臣教授在东方医院儿科门诊学习。现任东方医院儿科主任，北京中医药大学第二临床医学院儿科教研室主任。国家中医药管理局"十二五"中医儿科学重点学科负责人，国家中医药管理局"十二五"中医儿科重点专科负责人，国家区域中医儿科诊疗中心建设单位负责人，北京市朝阳区中医药专家下基层暨学术经验继承工程指导老师，北京市丰台区第二批老中医药专家学术经验继承工作指导老师。2019年作为北京中医药大学"名医培育计划"的培育对象，师从丁樱教授、王素梅教授、马融教授。现任中华中医药学会儿科分会副主任委员，中国民族医药学会儿科分会副秘书长，中华中医药学会儿童肾病紫癜协同创新共同体副主席，世界中医药学会联合会儿科专业委员会常务理事，世界中医药学会联合会小儿推拿专业委员会常务理事，北京中医药学会儿科专业委员会副主任委员等。

吴力群教授从事中医儿科临床及教学30余年，在中医药治疗小儿抽动症方面，学习胡天成教授“治风先治血，血行风自灭”的学术思想，在总结胡教授多年临床经验基础上，提出四物汤合止痉散是治疗小儿抽动障碍的有效方剂，“从血论治”，运用四物汤合止痉散养血活血，息风止痉，治疗小儿多发性抽动症，进行了系列基础实验研究。传承刘弼臣教授善用经方治疗儿科疾病，从肺论治小儿抽动症、水肿、遗尿、尿频、病毒性心肌炎等多种肺外疾病。主持国家自然科学基金1项，北京市自然科学基金1项及市区级课题多项。发表论文数十篇，主编专著3部，主编教材2部，副主编教材2部，参编教材4部。

4. 卫利

卫利（1974—），女，副主任医师，医学博士，硕士研究生导师，现为北京中医药大学东方医院南院区儿科负责人。中华中医药学会儿科分会第八届委员会委员，世界中医药学会联合会儿童保健与健康教育专业委员会第一届理事会常务理事，北京中西医结合学会多动抽动症专业委员会第一届委员。1999年毕业于山西中医学院中医专业。2005年毕业于成都中医药大学获硕士学位，2011年毕业于北京中医药大学中西医结合临床专业，获医学博士学位。北京市第四批老中医药专家王素梅的学术经验继承人，主持国家自然科学基金青年基金课题1项，参与国家自然科学基金2项。以第一作者在国内核心期刊发表论文8篇，副主编著作1部，参编著作3部。2013年获中华中医药学会科学技术进步三等奖1项（第三完成人），2016年获中国中西医结合学会科学技术奖三等奖1项（第二完成人）。从事中西医结合儿科临床、教学10余年，擅长治疗咳嗽、泄泻、小儿抽动症等疾病。积极进行科普宣传，2019参加“新华大健康”视频直播。

5. 刘奕

刘奕（1975—），女，医学学士，副主任医师，就职于北京中医药大学东方医院儿科。北京医师协会中西医结合儿科专科医师分会秘书，世界中医药学会联合会儿科专业委员会委员，中国中药协会儿童健康与药物研究专业委员会抽动多动组委员，中华中医药学会儿科分会成员。1999年毕业于首都医科大学儿科临床专业，现为第五批全国老中医药专家王素梅教授学术经验继承人。参与省部级以上科研课题3项，参编教材及书籍3部。从事中西医结合儿科临床、教学20年，擅长中西医结合治疗小儿呼吸系统疾病，如咳嗽、哮喘、肺炎、过敏性鼻炎、慢性咳嗽、反复呼吸道感染等；消化系统疾病，如厌食、便秘等常见病多发病；儿童生长发育、疾病预防及保健。

徐荣谦

一、生平简介

徐荣谦（1950—），男，汉族，吉林省蛟河市人，主任医师，教授，博士研究生导师。幼承庭训，自8岁起随父亲学习中医，1968年插队到吉林省蛟河市新站镇河南公社河南生产队，经过卫生所培训2个月后，成为河南生产队卫生员。1971年被推荐参加蛟河市举办的首届赤脚医生学习班，在原中国人民志愿军康复医院（即吉林省第二结核病医院）学习半年，并在新站中心医院实习半年余。毕业后徐荣谦教授回到河南公社民工二连当卫生员，为第一批农村的赤脚医生，后到八一九二国防工地蛟河民工营担任卫生员。1974年考入北京中医药大学中医系学习3年8个月，1978年3月毕业后分配至北京中医药大学东直门医院工作至今。

现为北京中医药大学东直门医院儿科主任医师，教授，第五批全国老中医药专家学术经验继承工作指导老师；北京市第四批老中医药专家学术经验继承工作指导老师；北京中医药传承“双百工程”指导老师；“小儿王”刘弼臣教授的开山大弟子，“臣字门学术流派”第六代嫡系传人，医名“徐济臣”。全国名老中医药专家徐荣谦传承工作室导师，北京中医药薪火传承“3+3”工程“徐荣谦名医传承工作站”导师。北京市《中医儿科学》精品课程学科带头人；教育部精品课程“中医儿科学”学科带头人；国家二级重点学科“中医儿科学”的学科带头人。第三批北京同仁堂“中医大师”。中国中医药研究促进会小儿推拿外治分会名誉会长，中华中医药学会少儿推拿传承发展共同体名誉主席，全国中医药高等教育学会儿科教育研究会理事长，中国中医药研究促进会综合儿科分会会长，中国中医药研究促进会中医儿科医师合作共同体工作委员会主席，中国医药卫生文化协会中医儿科文化分会会长。

徐荣谦教授作为刘弼臣的嫡传弟子，在总结和发扬刘老经验的同时，也遍寻名师，学习各家之长。先后拜全国儿科名中医、第一批全国老中医药专家学术经验继承工作指导老师王静安主任医师，长春中医药大学王烈教授，原山东省卫生厅副厅长、中华中医药学会儿科分会原会长张奇文教授为师学习。在兼收并蓄，博采众长，广纳精华，拓展思路的基础上，勤求古训，探源求端，意会参悟，由博返约。

二、学术思想

1. 提出了“三阳学说”，完善了“少阳学说”

（1）儿童阶段的“少阳体态” 儿童阶段的特点是“阳生阴长”。儿童与成人最显著的区别是犹如草木之嫩芽，一方面，朝气蓬勃，处于不断的生长发育中；另一方面，无论阳气还是阴液均处于稚嫩状态，显得弱小。但是阴阳二气相比，阳气始终居于主导地位。《素问·宝命全形论》云：“人生有形，不离阴阳。”说明小儿初生即开始了自身独立的阴阳平衡。但是儿童时期阴阳平衡处于不稳定状态。随着阳气的生发，旧的阴阳平衡被打破，伴随着阴液的补充，又形成新的阴阳平衡，如此螺旋上升。相对“阴”而言，“阳”占主导地位。小儿的阴阳平衡是不稳定的，是不断发展变化的，所以用“少阳学说”涵盖“纯阳学说”和“稚阴稚阳学说”，符合中医学中的阴阳观。儿童阴阳更替消长螺旋式上升促使儿童不断地生长发育。

徐荣谦教授的“少阳学说”以中医儿科基础理论为依据，以“五脏证治”为根本，在从肺论治的基础上，突出神、魂、意、魄、志论治与从胆论治相结合，温病卫气营血辨证论治与伤寒六经辨证论治相结合，内外兼治相结合的临床医疗特色。初步形成了中医儿科“少阳学派”的理论体系。

（2）青壮年阶段的“太阳体态” 青壮年时期的特点是“阴平阳秘”。阳气最盛，如日中天，肌肉满壮，筋骨强劲，气血旺盛，精力充沛，体魄丰盛，形神协调，抗病力强，是生命过程中的鼎盛时期。

（3）老年阶段的“夕阳体态” 老年阶段的特点是肾精逐渐亏损，气血阴阳不足，呈“阳衰阴消”状态。老年人在某种意义上与儿童阶段有相似之处，但是两者不可同日而语。儿童如初升的太阳，处于上升阶段，生机盎然。而老年人则如日薄西山，处于没落状态。“夕阳无限好，只是近黄昏”是“夕阳体态”的真实写照。“少阳体态”“太阳体态”与“夕阳体态”合称为“三阳学说”。

2. 提出儿童“健康”“亚健康”及“疾病”三种状态

徐荣谦教授为了更好地发挥中医药在儿童健康康养中的作用，通过系统的中医治未病经验总结，在长期临床经验总结基础上，提出了儿童“健康”“亚健康”及“疾病”三种状态的学术观点，从而打破了原有儿童健康－疾病两分法。将治疗疾病关口前移，从而减少了儿童疾病的发生，延缓了儿童疾病的发展，阻滞了儿童疾病的恶化。儿童亚健康是介于健康与疾病之间的中间状态，又称第三状态、灰色状态。亚健康状态的病机主要在于肺脾肾三脏的虚弱不足，卫外不固。正如明代万全《育婴家秘》所载："小儿脾常不足""肺常不足""肾常虚"，指出了小儿的生理病理特点。如不及时加以干预，可能进一步发展为疾病，采取积极的治疗可使机体恢复到健康状态。这种理念早在《黄帝内经》时期就有体现，已有两千多年积淀的中医学在儿童亚健康状态的干预方面存在很大优势。

3. 提出"儿童九种体质"学说

徐荣谦教授受北京中医药大学王琦教授成人"九种体质学说"启发，融合"三阳学说"理论体系，提出儿童具有"芽儿"特点的九种体质学说。学说将小儿体质分为健康状态的平和质和8种亚健康状态体质。健康儿童属于"平和"体质，阴阳处于相对平衡状态，气血调和，体形匀称，体型健硕，发育正常，面色红润，毛发光泽，目光有神，呼吸和畅，唇色红润，精力充沛，心情愉悦，活泼好动，睡眠安稳，二便通畅。亚健康体质包括偏肺虚质、偏脾虚质、偏肾虚质、偏肝亢质、偏阳热质、偏阴虚质、偏怯弱质及特敏质。亚健康儿童体质还包括偏肺脾两虚质、偏肝脾不和质、偏肺心两虚质、偏肺肾两虚质等混合质。每种偏颇体质进一步细化，又分为多种相关亚型。"儿童九种体质学说"将儿童体质与亚健康状态进行了高度概括，为"儿童大健康"提供了充分、详尽的理论保障，为指导临床诊断及治疗提供了理论依据。

三、学术成就

徐荣谦教授积极挖掘整理刘弼臣老师的学术思想，充分利用现代化科技手段，使之系统化、规范化。作为课题负责人牵头国家“十五”攻关项目“基于信息挖掘技术的名老中医临床诊疗经验及传承方法研究（名老中医学术思想、经验传承研究）——刘弼臣学术思想、经验传承研究”，作为课题负责人牵头国家“十一五”科技支撑项目课题“刘弼臣治疗小儿抽动-秽语综合征临床经验研究”。为国家公益项目课题“过敏性紫癜解毒凉血化瘀方案评价研究”的分课题负责人。主持教育部高等教育博士点课题“加味芎蝎散对咳嗽变异性哮喘大鼠凋亡相关因子干预的研究”。亲自撰写讲稿及公开发表论文200余篇，主编高校教材《中医儿科学》《儿童亚健康学》《中医儿科学基础与亚健康》等数部。发表数十篇介绍刘弼臣老师学术思想和临床经验的文章，使“少阳学说”和“调肺学派”的学术思想发扬光大。作为主编出版了《中医儿科临证必备》《儿童体质学》《徐氏小儿按摩经》《典籍育儿精要》《儿科疾病安全用药手册》等数十本图书。2020年新型冠状病毒肆虐全球，徐荣谦教授首创“湿毒论”用于指导“儿童新冠肺炎”的防治。

徐荣谦教授秉承师训悬壶济世，治病救人，辛勤耕耘于儿科医疗、教学与科研，桃李芬芳，学生遍及祖国四面八方及世界各地，惠及广大人民群众。是我国现代中医儿科学奠基人之一，也是我国著名中医儿科专家、儿科教育家。

四、学术传承

徐荣谦学术传承人有国家名老中医药专家学术经验继承人蔡江、刘尚建；市级双百工程传承人潘鸿、程宁等。

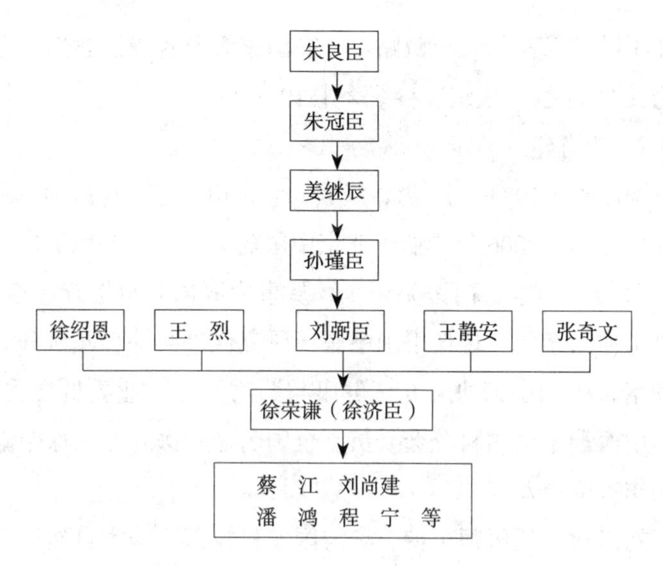

1. 蔡江

蔡江（1975—），女，汉族，山西太原人，主任医师，副教授。1997年毕业于山西中医药大学，毕业后先后工作于山西省儿童医院中医科、北京市西城区德胜社区卫生服务中心中医科、北京中医药大学附属护国寺中医医院儿科。为第五批全国老中医药专家学术经验继承人，师从徐荣谦教授，为臣字门派第七代传承人。现任北京中医药大学附属护国寺中医医院儿科主任，北京中医药大学副教授，兼任全国中医药高等教育学会儿科教育研究会常务理事，中国中医药研究促进会中医儿科医师合作共同体秘书长，中国中医药研究促进会综合儿科分会常务理事，北京中医药学会儿科专业委员会委员。

蔡江主任从事中医儿科医疗、教学、科研工作20余年，在儿童呼吸、消化、神经系统疾病方面积累了较为丰富的经验，同时对中医小儿特色疗法进行了多项研究，研究内容涉及名老中医学术思想及临证经验、小儿亚健康养生学、小儿中医体质、小儿平喘按摩法、穴位敷贴等。在国家级及省级医学期刊上发表论文20余篇，主编、参编著作10余部。

2. 刘尚建

刘尚建（1974—），男，汉族，北京市人，主任医师，硕士研究生导师。2006年毕业于北京中医药大学，毕业后工作于北京中医药大学东直门医院至今，从事中医内儿科医疗、教学、科研工作十余年。现任中国中医药研究促进会综合儿科分会常务理事，中国中药协会儿童健康与药物研究专业委员会委员，中华中医药学会内科分会委员。全国名老中医药专家徐荣谦传承工作室负责人。

刘尚建主任医师主持、参与国家科技部、国家自然科学基金、国家中医药管理局、北京中医药大学科研课题10余项，发表学术论文90余篇。主编、参编出版专著15部。获中华中医药学会科技进步二等奖2项，三等奖1项。

3. 潘鸿

潘鸿（1980—），女，汉族，吉林省松原市人，主任医师。2007年毕业于长春中医药大学，毕业后曾工作于吉林省中医药科学院第一临床医院儿科、北京市昌平区中西医结合医院、北京市第一中西医结合医院及北京市海淀区中医医院儿科，从事中医儿科医疗、教学、科研工作10余年，曾任北京市第一中西医结合医院儿科主任。现任中国医药卫生文化协会中医儿科文化分会副秘书长兼常务理事，北京中医药研究促进会综合儿科分会常务理事，中国关心下一代工作委员会“六一健康快车”项目专家委员会副秘书长，全国中医药高等教育学会儿科教育研究会理事。参与国家自然基金、国家中医药管理局、吉林省中医管理局科研课题5项，曾获吉林省科技进步二等奖，发表论文10余篇，其中SCI收录2篇，副主编、参编著作6部。

4. 王茹

王茹（1959—），女，汉族，北京市人，主任医师，教授，硕士研究生导师。1994年毕业于山东中医药大学后在河北中医学院工作，三级教授，儿科教研室主任，河北省高等学校中医药教学名师。全国中医药高等教育学会儿科教育研究会副会长，中国中医药研究促进会综合儿科分会副会长，中国中医药研究促进会小儿推拿外治分会副会长，中国中医药研究促进会中医儿科医师合作共同体副主席，中华中医药学会少儿推拿传承发展共同体副主席，世界中医药学会联合会亚健康专业委员会常务理事，世界中医药学会联合会中医儿童保健与健康教育专业委员会理事，教育部学位与研究生教育发展中心评审专家，河北省中西医结合学会儿科分会常务理事，河北省医疗事故鉴定委员会专家，河北中医学院教学质量监控专家督导组专家、中西医结合学院教材工作领导小组专家。“中西医结合儿科学”河北省精品课程负责人，新增专业“中医儿科学”负责人。

王茹教授是全国和河北省儿科学术带头人，河北省高等学校中医药教学名师。从事中医儿科教学和临床工作30余年，颇受百姓爱戴，培养了众多各层次的学生。擅长运用中医药和小儿推拿治疗小儿常见病。公开发表专业论文50余篇，编写教材和著作10余部；主持和参与国家自然科学基金、河北省科技厅、河北省中医药管理局课题10余项，获得省厅级科技进步一、二等奖6项。

5. 冯晓纯

冯晓纯（1960—），女，汉族，长春市人，中共党员，医学硕士，儿科博士研究生导师，二级教授（主任医师）。1984年毕业于长春中医药大学，毕业后在长春中医药大学附属医院工作至今。为王烈教授学术继承人、臣字门派第七代传承人。吉林省名中医，吉林省青年突出贡献人才，吉林省第一批优秀中医临床人才，全国优秀科技工作者。长春中医药大学附属医院儿童诊疗中心副主任。国家卫生部临床重点专科长春中医药大学附属医院儿科负责人，吉林省中医药管理局小儿紫癜病中医疗法重点研究室及国家中医药管理局小儿咳嗽变异性哮喘循证项目负责人。兼任国家卫生健康委儿童用药专家委员会委员，中华中医药学会儿科分会副主任委员，中国中西医结合学会儿科专业委员会常务委员、呼吸及肾病学组副组长，中国中医药研究促进会综合儿科分会及手法诊疗分会副会长及小儿推拿外治分会副主任委员，吉林省中西医结合学会儿科专业委员会主任委员及吉林省中医药学会首届中医药文化与科普委员会顾问等。

从事中医儿科临床、教学、科研工作 36 年，主编、参编著作及教材 10 余部，发表学术论文百余篇。荣获各种科技进步奖 10 余项。擅长治疗小儿热、咳、喘、泻、便秘、厌食、紫癜、肾病、抽动症、心肌炎等疾病。

6. 张学青

张学青（1969—），女，达斡尔族，新疆塔城人，副主任医师，副教授。1992 年毕业于新疆中医学院，后在新疆医科大学中医学院工作至今。现任新疆维吾尔自治区中医医院儿科主任，新疆医科大学中医学院中医儿科教研室主任，全国名老中医药专家徐荣谦传承工作室新疆医科大学附属中医医院传承工作室分站负责人。王佩明教授学术继承人；师承徐荣谦教授，为“臣字门”第七代传承人，医名为“张诗臣”。兼任全国中医药高等教育学会儿科教育研究会副理事长，中国中医药研究促进会综合儿科分会副会长，中国中医药研究促进会中医儿科医师合作共同体工作委员会副主席，中国医药卫生文化协会中医儿科文化分会常务委员，中国中药协会儿童健康与药物研究专业委员会药物研究与评价组委员，中国中西医结合学会儿科专业委员会呼吸学组委员。新疆医科大学先进工作者，新疆医科大学“巾帼建功标兵”。

多年来致力于秉承和发掘先辈的学术思想，集中医百家之长，立足西北，结合新疆患儿的发病特点，形成了具有新疆地域特色的中医儿科诊疗理论，带领学科努力发展优势病种的诊疗，中医西医优势互补，大力开展中医特色诊疗技术，发挥以治未病为主导，开展急慢性病、治未病、康复、推拿、穴位按摩、伏九贴、穴位贴敷、气息导引、食养等多元化特色治疗，取得了一定的疗效和较广泛的社会认可。

7. 艾斯

艾斯（1983—），女，汉族，江西省鹰潭市人，副主任医师，副教授，硕士研究生导师。艾教授2008年毕业于福建中医药大学，毕业后始终工作于福建中医药大学附属人民医院儿科，从事中医儿科医疗、教学、科研工作十余年，现任人民医院儿科主任、中医儿科教研室主任。兼任中国中西医结合学会儿科专业委员会青年副主任委员，中华中医药学会儿科分会青年副主任委员，全国中医药高等教育学会儿科教育研究会常务理事，世界中医药学会联合会儿科专业委员会理事、中医儿科文化专业委员会常务委员，中国中医药研究促进会中医儿科医师合作共同体工作委员会委员，中国中药协会儿童健康与药物研究专业委员会委员，福建省中医药学会儿科分会委员兼委员秘书，福建省中西医结合学会儿科分会委员，福建省医学会儿科学分会委员等职务。承担国家自然科学基金青年基金项目、福建省自然科学基金面上项目、福建省卫生厅青年基金项目、福建省卫健委青年骨干项目各1项，作为第二参研人参与国家自然科学基金面上项目3项，福建省自然科学基金面上项目3项，福建省医学创新项目及福建省卫生厅中医药临床基地课题等科研项目。曾荣获省部级科技成果奖4项。发表国家级学术论文20余篇，SCI期刊源论著5篇。参与编写教材及专著7部，其中有3部为副主编。

石效平

一、生平简介

石效平（1953.12—），女，辽宁人。中日友好医院儿科主任医师，教授，硕士研究生导师。中华中医药学会第五届理事会理事，中华中医药学会儿科分会第四届至第七届常务委员，世界中医药学会联合会儿科专业委员会副会长、常务理事，北京中西医结合学会儿科专业委员会副主任委员。北京市老中医药专家学术经验继承工作指导老师，北京中医药传承“双百工程”指导老师。

石教授1979年毕业于辽宁中医药大学，同年考取北京中医药大学儿科研究生，1982年研究生毕业，获硕士学位。师承刘弼臣教授，为刘教授硕士研究生。在读期间，深入研究刘教授学术思想，苦心钻研，善于思考，勤于总结。毕业后继续学习研究刘教授的临床经验，不断提高自己的专业技术水平，努力钻研中医古籍，广泛学习继承前辈的学术经验，重视学习研究经方，并擅用经方治疗儿科临床常见疾病。在40年的临床实践中不断学习，不断开拓创新，尤其在小儿血液病的治疗方面，积累了丰富的临床经验。

二、学术思想

1. 擅用经方，依法化裁

石效平教授勤求古训，博采众方，悉心学习，传承并发扬前辈老师的学术经验，广泛吸收中医各家之精髓，认真钻研《伤寒论》《金匮要略》等中医经典，深入研究《小儿药证直诀》《育婴家秘》《幼科发挥》《幼幼集成》等历代儿科专著，吸取历代医家学术思想之精华，不断学习，不断实践，逐渐总结形成自己的学术思想和临床经验。石教授认为，在儿科临床应用过程中要结合小儿生理特点及病理特点综合分析，灵活运用，以古方治今病，师其意，循其法，遣其方，用其药，具体情况具体分析，圆机活法又不失前人本意，随证变通，依法化裁，灵活增减，收效满意。尤其对治疗小儿外感、肺系疾病疗效卓著之桂枝汤、麻黄汤、小柴胡汤、麻杏石甘汤、小青龙汤、大青龙汤等经典方剂，石教授在临床应用甚广，疗效颇佳。又如《伤寒论》之五苓散，原为治太阳表邪未解，内传太阳之腑，以致膀胱气化不利，太阳经腑同病之蓄水证而设。石教授应用五苓散加减化裁，不仅治疗水肿类疾病，在治疗新生儿黄疸、婴幼儿腹泻、婴儿湿疹、痰湿咳嗽等儿科疾患中亦屡获良效。石效平教授强调，儿科应用经方必须抓其要点，因为小儿疾病表现与成人不同，并且小儿不能准确表达症状，必须抓其主要症状，辨证分析，不必诸证悉备。近年来石教授将经方应用于小儿常见病的外治贴敷领域，用经方穴位贴敷治疗小儿发热、咳嗽、哮喘、鼻炎、咽炎、腹痛、腹泻等儿科常见病，取得了很好的治疗效果，总结出了一套行之有效的经方贴敷用药经验。

2. 药少精专，擅用药对

石教授在儿科遣方用药上主张用药精简，药少力专，反对烦杂无序的大处方。石教授认为，小儿脏腑轻灵柔和，选方用药药味不宜过多，药量不宜过大，性味不宜过厚，当以平缓之方药顺势而调。且小儿之病病因单纯，基础病少，应方效药简。若处方用药冗杂繁多，则药物之间互相牵制，相互影响，分散了方子的整体作用。且小儿之气，柔弱纯和，用药杂乱，易折正气。故药少力专是对组方的基本要求，使药入能直达病所而效。尝观石教授之临床处方用药，处方一般只在六至十味，最少者仅两三味，多者亦不过十二味，此药少而精专，极易起效。石教授常说处方如排兵布阵，务必依照君臣佐使的组方原则，将全方药物以君药为中心，凝结为一个整体，拧成一股劲，目标明确，直指病机。针对小儿体质特点，常选用平和而直达病所之药为君药，如健脾多选白术、茯苓等甘平者为君，醒脾多以藿香、佩兰等芳香而味薄者为君，运脾多选苍术、陈皮等行气者为君。只要抓住主证，把握病机要点，选方用药方能恰中病机，有是证，用是方，有是证，用是药，往往收效甚捷。对于小儿急性疾病主张中病即止，避免过度用药伤及脾胃。

石教授擅用组合精当的药对。药对的配伍讲究阴阳相合，配伍有序，常于升中有降，降中有升，消中有补，补中有消，升降同调，使得方中药物有机结合为一体，整体协调，力量专一。

3. 治脾三法，调护脾胃

石教授尊崇万密斋学术思想，重视“脾常不足”学说对儿科临床的指导意义。认为脾常不足是小儿脾胃的基本生理特点，又是导致小儿疾病发生的重要基础。小儿时期，脾胃功能未臻健全，无论内伤饮食、外感六淫或用药失当、病后失调，皆易伤害脾胃。轻则令其受纳、运化失职，或升降失常，重则久延不愈，可造成脾胃虚弱，纳运无力，病及他脏及全身产生种种变端。小儿疾病多与脾胃有关，脾常不足是儿科疾病发生的重要基础。因此，在小儿疾病治疗过程中必须注意调理脾胃，时时顾护脾胃。

石教授将调理脾胃遣方用药的临床经验概括为治脾三法，即醒脾、运脾、健脾。非常强调脾贵在运不在补的思想，强调用药力戒呆补。醒脾乃芳香化湿之法，运脾乃为行气导滞之法，健脾乃益气健脾之法，三者相辅相成，互助互利。擅长应用调理脾胃的方法治疗儿科很多疾病，尤其擅用运脾法治疗小儿厌食、腹泻、便秘、腹痛等儿科常见病。总结出调理脾胃基本要素，方药择其动，立法取其和，强调运脾的重要性。为了临床应用方便，便于小儿服用，石教授根据自己的临床经验，自拟了小儿健脾方、小儿通便方、小儿止泻方等经验方，并采用浓煎剂型，临床广泛应用，疗效满意。不仅擅用调理脾胃之法治疗小儿消化系统疾病，对儿科诸多其他疾病亦重视从脾胃论治。对小儿反复呼吸道感染、慢性咳嗽、哮喘等呼吸系统疾病，小儿贫血、血小板减少性紫癜等血液系统疾病亦多重视调理脾胃，扶助正气。

4. 五脏论治，突出调肺

石教授崇尚刘弼臣教授精于五脏证治、突出从肺论治的学术思想。认为小儿五脏之中肺脾为不足之脏，肺为五脏之华盖，居于上焦，肺气充盛则能顾护他脏，遮风挡雨。肺若不利，则外邪易侵，殃及他脏。在临床治病过程中，对小儿很多过敏性疾病、慢性复发性疾病多采用益肺宣肺之法，并用培土生金。

在遣方用药上，采用急则治其标，缓则治其本的原则，调理脏腑，扶助肺脾，辨证论治。对此类疾病患儿在冬季多用调补肺脾之膏方，收到较好的临床效果。

5. 中西医结合辨治小儿血液病

在小儿白血病治疗方面，石教授采用化疗与中医辨证论治相结合、辨证与辨病相结合、扶正与祛邪相结合的方法，既重视从整体观念出发，针对不同的证候特点辨证论治，又同时根据白血病的不同类型、化疗的不同时期以及患者的年龄和体质状态等方面因素综合分析，提出了中西医结合治疗小儿白血病在诱导缓解治疗期、巩固治疗期、维持及强化治疗期等不同阶段的中医治疗思路与方法。

石教授应用中医、中西医结合方法治疗儿童再生障碍性贫血。率先在临床应用抗胸腺细胞球蛋白联合中医辨证论治方法治疗儿童重型再生障碍性贫血。在中药应用上以辨证论治为主导，采用清热解毒、凉血止血、补益气血等方法，既重视辨证论治，又重视辨证与辨病相结合，取得了很好的临床疗效。

石教授应用中医益肾活血方法为主，治疗儿童慢性特发性血小板减少性紫癜。认为血小板减少性紫癜的治疗应该侧重于补肾生髓，祛瘀生新，既应该注重补肾，又要注意活血。基于此认识，并结合临床经验，拟定了“益肾活血方”，经临床多年应用，治疗效果确切。

三、学术成就

1. 主编专业著作

石效平教授在儿科临床医疗工作中，勤于学习总结，著书立说。主编 60 余万字专业儿科著作《中西医临床儿科学》，获中日友好医院科技成果三等奖。主编儿科临床实用医疗手册《儿科医师查房必备》，主编中医用药实用效方《小儿百病秘方》等 3 部专业著作。作为副主编参加编写的中西医儿科临床实用著作《中西医结合儿科手册》，获中华中医药学会科学技术（著作）优秀奖。“非典”期间，全过程参加了非典的医疗工作，非典结束后组织参加非典医疗工作的各科医生总结了中医药治疗非典医疗经验，共同编写了《SARS 中医诊疗与研究》，任该书副主编，获中华中医药学会科学技术（著作）二等奖。

2. 发表学术论文

多年来石教授在医疗工作中不断学习，重视临床观察总结，发表 30 余篇学术论文。主要学术论文有“益肾活血方治疗儿童慢性血小板减少性紫癜的临床观察”“中医治疗儿童慢性特发性血小板减少性紫癜思路探讨”“抗胸腺细胞球蛋白联合中药治疗儿童重型再生障碍性贫血”“中西医结合治疗小儿白血病的思路与方法”“中西医结合治疗小儿病毒性心肌炎的临床观察”“活血化瘀法治疗小儿紫癜性肾炎的临床观察”“推拿疗法治疗小儿脾虚泄泻及其对小肠吸收功能影响的观察”。分别在《中医杂志》《中西医结合杂志》《中医药学报》等国家重点中医药杂志发表。

3. 培养中医人才

石教授被聘任为北京中医药大学教授，多年来一直从事北京中医药大学教学授课、临床带教工作。2011 年石教授受聘为北京市第四批老中医药专家学术经验继承工作指导老师，2015 年受聘为北京中医药传承“双百工程”指导老师。

四、学术传承

石效平学术传承人有彭伟、周庆、王欢、孟苗苗。

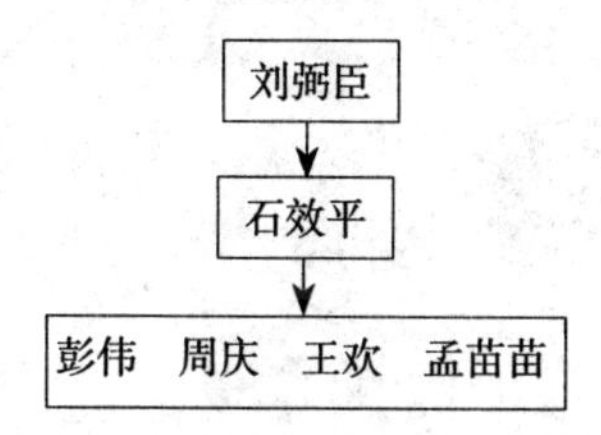

闫慧敏

一、生平简介

闫慧敏（1954.8—），女，首都医科大学附属北京儿童医院主任医师，教授，博士研究生导师。第五批、六批全国老中医药专家学术经验继承工作指导老师。闫老师于 1972 ～ 1975 年在北京中医药大学学习，1975 年毕业后即到北京儿童医院中医科工作，迄今 40 余年，历经几代名老中医专家的教诲指导。诸位老专家的学术思想和经验，对当时还是年轻医师的闫老师影响深远。闫老师虚心求教，认真研读经典，潜心研究、揣摩各位老专家的学术经验和经典方剂，吸收几代老中医药专家的学术精华，博采众家之长，应用于临床，并逐渐形成了自己的学术特点。其中对闫老师影响最大的莫过于刘韵远和“小儿王”王鹏飞两位名家。在四十年的中医儿科临床与教学工作中，闫老师系统传承和发扬刘老和王老的学术思想和临床经验，结合西医学的发展和当代社会环境的变迁，在临床实践中不断加以创新探索，逐渐形成了自己的诊疗风格和学术思想，成为京城著名的儿科专家。从医 40 余年来，闫老师始终工作奋斗在中医儿科临床一线，运用高超的医术，精心诊治患儿，几十年如一日，认真对待每一位患儿，记录诊治心得。闫老师刻苦学习，熟读经典，孜孜不倦，徜徉在浩瀚的中医古籍中，博采众方，吸收各家之精髓，谙熟《伤寒论》《金匮要略》之精要，仔细研读钱乙《小儿药证直诀》以及明代万全之《幼科发挥》、清代陈复正之《幼幼集成》等儿科专著，揣摩历代医家的学术观点。同时，历经科内多位老中医专家的言传身教，耳濡目染，悉心学习，传承并发扬各位前辈老师的学术经验，结合自己的临床经验，加以运用。同时，闫老师努力学习西医学的诊疗技术，在中西医结合的研究上不断尝试，收获颇丰。丰富的学习和工作经历，使闫老师将多种学术思想融合交汇，兼收并蓄，形成了自己独特的学术思想。闫老师在中西医儿科消化、呼吸等方面临床经验丰富，临床、科研、教学等方面均走在儿科发展的前沿。

主要社会兼职：世界中医药学会联合会儿科专业委员会副会长、中药上市后再评价专业委员会常务理事，中华中医药学会儿科分会第三、第四、第五届副主任委员，全国中医药高等教育学会儿科教育研究会副理事长，世界中医药学会联合会儿童医药健康产品产业分会副会长，中国民族医药学会儿科分会副会长，中国中医药研究促进会综合儿科分会副会长，首都医科大学中医临床学系副主任委员，北京中西医结合学会儿科专业委员会主任委员，中华中医药学会科学技术奖评审专家，中华医学会科学技术奖评审专家，北京市高级职称评审委员会委员。

二、学术思想

1. 重视继承前辈学术经验，又不断开拓创新，形成了自己独特丰富的学术思想和体系

北京儿童医院中医科 1954 年随建院而成立，迄今已有 60

余年的历史。先后拥有金厚如、娄延承、刘韵远、王鹏飞、王敏智、裴学义、孙燕华等多位中医儿科名家。这些德高望重的老专家的学术经验传承对中医儿科的发展至关重要。年轻时的闫老师历经科内多位老中医专家的言传身教，耳濡目染，悉心学习，传承并发扬各位前辈老师的学术经验，结合自己的临床经验，加以运用。

在临证时，闫老师强调要充分运用中医的整体观念，重视小儿的生理病理特点，注重结合当代小儿的体质特点，深得钱乙的小儿五脏辨证学说之精髓，强调小儿五脏六腑成而未全，全而未壮，其中以脾、肾两脏最为突出。审因论治，以脏腑辨证、八纲辨证为核心，注重四诊合参，尤重小儿望诊，强调首先辨病，然后辨证，辨病与辨证相结合，谨守病机，综合、全面地辨证施治。病因疗法中注重“辨证求因，治病求本”，首先要辨清寒热，在辨证用药中体现“急则治标”“标本兼治”或“缓则治本”的治疗原则。在病理上反复强调小儿“发病急、传变快、易寒易热、易虚易实、虚实夹杂”的特点，辨证用药以扶正祛邪为总则，虚实兼顾、标本兼治。扶助正气以脾胃为中心，兼顾他脏；祛邪尤重祛除食积、湿热、痰饮和血瘀等内外之邪，以此治疗小儿肺系、脾系及疑难杂症等多种疾病，疗效显著。

闫老师认为仲景《伤寒论》是一部法度严谨的经典著作，千百年来一直对指导临床医疗实践起着巨大作用。张仲景在治疗急性外感热性病以及内伤杂病中，辨病与辨证相结合，脉证和参，而其施治之法，不仅可以用于大内科，同样适用于小儿科的临证诊治。在临床实践中，闫老师运用伤寒论的精髓治疗小儿病，每收良效。例如对于小儿痰饮病的治疗，闫老师受刘韵远先生教诲，多以仲景之法治之，以温化痰饮之法，运用苓桂术甘汤加减化裁，兼以行气，以除痰饮之滞，重在“温、化、利”，获得较好的疗效。而在小儿咳喘的治疗上，闫老师亦根据患儿的病因病机，多用麻杏石甘汤、小青龙汤、定喘汤等化裁加减治疗。

闫老师虽宗仲景之法，但遵古而不泥古，细心揣摩体会，对于小儿常见病、多发病，在选方用药方面“审因论治”，结合当代的气候和儿童的体质及疾病特点以及自己的临床经验而用药，将经方与时方、验方有效结合，获得卓著疗效。如对于小儿外感风寒的治疗，闫老师虽多运用辛温解表法，但在处方用药时，很少应用麻黄、桂枝等辛温发汗之品，而常用荆芥、防风、苏梗、桔梗、生姜、白芷、柴胡之类较为温和的散风解表之品，取得很好疗效。而对于内伤杂病，尤其是脾胃病的治疗，则受王鹏飞先生的影响较多，吸收王老经验方的精华，多以脾胃为核心，兼以清肝益肾之法。如治疗小儿胃溃疡急性期，多以青黛、紫草、小茴香、伏龙肝等药物清热解毒，调中行气，兼以活血化瘀，温清并举，疗效显著。

由于小儿发病急，传变快，脏腑娇嫩，闫老师强调处方用药要倍加审慎，在治疗用药上“温、凉、补、泻各尽其宜”，“当汗则汗，当泻则泻，宜温则温，宜凉则凉”，无论急性外感热病、还是慢性内伤诸病，均可寻治疗之法。在治疗小儿各种疾病上，均避免过量应用苦寒之品，以防伤其生生之气，损伤脾肾。且小儿往往服药困难，故在临证用药上，闫老师强调用药遣方贵在灵活、精炼，专方与专病相结合，一方中用药不宜过多，贵在少而精，精方简药，要根据病情、辨证，突出重点，攻其要端、主次分明，切不可开大方或问病堆药。用药清轻严谨，对于复杂的病证，方药组成不过10味药左右，简单轻症则只有6～8味药即可，提出药少力专，要以味娇为好。善用“对药”，将药物两两相互配伍为用，多寒热并用，表里兼顾，或阴阳相配，气血相合，动静结合，一清一补等，均要恰到好处。通过相互协同，相辅相成，以助药力，别具一格。

简言之，闫老师在辨证施治、遣方用药上均有自己独到之处，擅长治疗小儿多种疾病。在小儿肺系疾病，包括小儿肺炎、气管炎、哮喘、闭塞性毛细支气管炎等；小儿脾系疾病，如泄泻、厌食、呕吐、便秘等；以及儿科疑难病证和杂病，如小儿过敏性紫癜及紫癜性肾炎、多动症、抽动障碍、胎黄、腺样体肥大、过敏性鼻炎、霰粒肿、麦粒肿、心悸、遗尿症等疾病的诊治上，闫老师均有丰富的临床经验，疗效卓著。

2. 充分利用北京儿童医院大平台，发展现代中西医结合儿科

传承和创新，是中医儿科事业发展的永恒主题。闫老师历经几十年系统传承几代老专家的学术经验，形成自己的学术思想的同时，注重创新探索，充分利用北京儿童医院大平台，中西医结合发展中医儿科，主要体现在以下几个方向。

（1）率先开展小儿胃镜检查，突出小儿脾胃病中医特色诊疗　1988年成立的“王鹏飞儿科诊疗研究中心”以脾胃病研究为核心，以此为契机，闫老师1989年到协和医院内镜中心进修学习后即在全国率先开展了小儿胃镜检查及小儿幽门螺杆菌感染的研究工作，进行病例总结并发表多篇文章。继承王鹏飞先生的学术经验，并结合胃电图、胃镜等西医学的检测手段，在小儿腹痛、腹泻等疾病的病因病机探讨及中西医结合诊治上不断创新。以胃镜检查为基础，在探索小儿胃肠黏膜改变和中医辨证特点相关性上进行了有益的尝试，观察胃镜下微观病理变化的客观检测指标，探讨脾胃病舌脉宏观辨证和与胃镜下黏膜改变、微观辨证的有机结合，提高了对小儿脾系疾病的认识。并以小儿脾胃病的病因、病机、理论基础的研究作为重点研究内容，开展小儿幽门螺杆菌相关性胃炎的中医治疗研究，在抗幽门螺杆菌感染的方法中加入中药治疗干预，针对合并有幽门螺杆菌感染的湿热中阻型胃脘痛患儿拟定协定处方，并进行临床观察和实验研究。闫老师对小儿腹泻病的治疗也颇有建树，完成国家中医药重点专科小儿泄泻研究的方案，完善临床路径方案，已经推广至全国使用。在王鹏飞老先生的经验方基础上，运用运脾止泻、清热利湿的方法，治疗小儿轮状病毒腹泻，总有效率达96.67%，并制成运脾止泻颗粒，治疗小儿急、慢性腹泻，疗效肯定。

（2）临床与科研并重，拓宽思路，探索儿科疑难病证中西医结合诊疗　多年来，在北京儿童医院这所全国最大的儿科综合医院的中医科，闫老师作为学科带头人，非常注重发扬中医科的传统优势，闫老师带领全科人员，借助北京儿童医院前沿的儿科实验平台，临床与科研并重，在传承老中医药专家的学术经验的同时，吸收西医学先进的诊疗技术，采用循证医学的现代科研思路，微观和宏观相结合，整体和局部相结合，进行中医临床以及中西医结合的创新探索，针对小儿多种专病，尤其是疑难、复杂病证，开展多项中西医结合的科研工作，获得多项国家级及省市级课题及科技成果奖。如“中医药治疗病毒性肺炎疗效评价方法研究”“小儿过敏性紫癜及过敏性紫癜性肾炎的实验研究和中医辨证方案的示范研究”“川崎病的中西医结合基础及中医辨证治疗研究”等。对于初生婴儿常见的胎黄一证，闫老师对小儿淤胆型肝炎进行病因、证候、疗效及中药干预的临床及实验研究，并于2011年与中国中医科学院古籍数字化研究室合作，带领科室人员共同创立完成小儿黄疸古籍文献数据库，在胎黄的临床、教学、科研等领域发挥重要作用。

（3）中西医俱进，参与新冠肺炎儿童诊疗方案的制定　2019年末，新型冠状病毒肺炎疫情暴发，在这场没有硝烟的战争中，人人都可能会感染患病，包括年幼抵抗力不足的儿童也处于危险之中。儿童病例的不断确诊，牵动着社会上每一个人的神经。在危急时刻，在没有特效药物和疫苗之时，闫老师参与推动中医药尽早参与病人救治，参与制定合理有效的儿科中西医结合治疗方案，为抗击疫情做出了积极的贡献。

3．与时俱进，面对新的疾病谱，强调身心同治。

随着社会生活节奏的加快，父母生活工作压力不断增大，儿童不可避免地受到不良影响。严苛的学习要求，父母有效陪伴和深度互动的匮乏，导致儿童疾病谱产生了新的变化，如消化性溃疡、便秘、腹泻、偏头痛、神经性厌食、支气管哮喘发作等，这些疾病发生的主要原因或部分原因是心理或情绪因素的影响。因此，闫老师主张治疗这些疾病时，要身心同治，在积极治疗躯体疾病时，应关注患者的心理状况并给予适当干预。例如，儿童注意缺陷多动障碍是以注意缺陷、过度活动和冲动为核心症状，闫老师特别强调应根据患儿不同症状、证候进行辨证论治，通过调整人体脏腑、经络气血功能活动及整体功能状态，提高患儿对社会和自然环境的适应能力，并指导家长创造宽松和谐的家庭氛围。如此治疗不仅能改善核心症状，还能改善影响患儿生活质量的一些伴随症状，且停药后复发率低。

三、学术成就

闫老师在北京儿童医院中医科工作40余年，为中医儿科事业的发展，传道、授业、解惑，呕心沥血，兢兢业业，硕果累累。闫老师非常注重培养青年医师和人才梯队的建设，作为博士研究生导师，先后指导培养几十名硕士研究生及博士生；作为第五、六批全国老中医药专家学术经验继承工作指导老师进行带徒，传授宝贵的学术经验，可谓桃李满天下，使得中医儿科事业后继有人。闫老师曾获科技成果奖6项，其中“以运脾止泻疗法治疗小儿腹泻病的临床研究”获得中华中医药学科科技进步二等奖；“肺炎合剂治疗小儿肺炎的临床与实验研究”和“温胃冲剂治疗小儿浅表性胃炎临床与实验研究”均获国家级科技进步三等奖；“胃平冲剂治疗小儿消化性溃疡的临床与实验研究”获北京市科技进步奖三项；“中药治疗HP相关胃炎的研究”获世界传统医学科技成果奖。“中药治疗小儿HP阳性胃炎临床观察”一文获中青年科技优秀论文三等奖。发表论文50余篇，SCI文章6篇；主编或参编了著作书籍4部，完成多项国家及北京市课题。参编著作：第七、八版《诸福棠实用儿科学》《中医儿科手册》《小儿常见病防治与护理》《社区医疗丛书——儿科分册》等。2012年以北京儿童医院中医科为依托，北京市中医管理局成立了中西医结合儿科研究所，作为副所长的闫老师，积极寻求与西医儿科进行多专业多科室合作，带领全科室医师继续开展更广泛的专业项目研究，取得初步成效。2013年10月中华中医药学会授予闫老师“中华中医药学会儿科突出贡献奖”，这是对闫老师为中医儿科事业的发展所做贡献的最好的肯定和嘉奖。

四、学术传承

闫慧敏学术传承人有郝静、何强、赵骞、盛燕、李歆、张克青、舒静等。

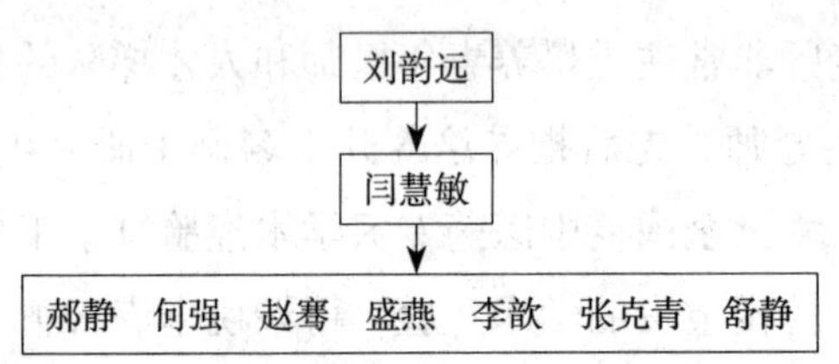

1. 郝静

郝静（1972.1—），北京儿童医院中医科主任医师，第五批全国老中医药专家学术经验继承人，博士。师从闫慧敏教授，擅长儿科常见病的中西医结合诊治，主要专业方向为中西医结合儿科脾胃病和呼吸疾病等专业。开展小儿胃镜检查工作，开展胃镜、胃电图诊断与中医辨证施治关系的相关研究，儿童幽门螺杆菌感染的中西医治疗，儿童功能性消化不良的中药治疗以及多通道胃电图改变、反复呼吸道感染、小儿腹泻病等科研课题研究。承担和参与国家中医药管理局、北京中医管理局多项科研课题。近年在核心期刊发表学术论文 10 余篇，参编 1 部儿科专著。兼任北京中医药学会儿科应急专业委员会副主任委员，中国中医药信息研究会儿科分会常务委员，北京中西医结合学会儿科专业委员会委员兼秘书，世界中医药学会联合会儿科专业委员会委员，全国中医药高等教育学会儿科教育研究会理事，中国民族医药学会儿科分会委员，中华中医药学会儿科分会委员、治未病分会委员等。

2. 何强

何强（1977.5—），北京儿童医院中医科副主任医师，医学硕士。从事中西医结合儿科临床工作近二十年，熟练掌握小儿内科系统疾病的诊疗方案。主要研究方向为儿童肝胆性疾病、儿童风湿病的中西医结合治疗。负责医院婴儿胆汁淤积性肝病的中医会诊工作。作为课题第一负责人，主持北京市中医管理局青年基金课题一项，北京市科委课题一项（省部级）。兼任中华中医药学会风湿病分会青年委员，中华中医药学会综合医院中医药工作委员会青年委员。擅长治疗儿童肝胆性疾病，如婴儿胆汁淤积性肝病、巨细胞病毒肝炎、遗传代谢性肝病、胆道闭锁术后、儿童脂肪肝等中西医结合治疗；儿童风湿性疾病，如过敏性紫癜肾炎、幼年特发性关节炎、儿童系统性红斑狼疮、儿童皮肌炎、白塞病、川崎病、多发性大动脉炎、儿童混合结缔组织病等中西医结合治疗。

3. 赵骞

赵骞（1980.7—），中医儿科副主任医师，硕士，从事中医儿科、中西医结合临床儿科工作 10 余年。担任全国中医药高等教育学会儿科教育研究会理事，中华中医药学会青年委员，参加北京中医药管理局 125 Ⅲ类人才培训。在临床工作中以小儿消化系统疾病的中西医结合诊治为主要研究方向，在厌食、便秘、反复发作性腹痛、急慢性腹泻病、幽门螺杆菌感染、消化性溃疡、腹型过敏性紫癜、婴儿肝炎综合征等疾病的中西医结合治疗中，积累了较丰富的经验，取得了较好的临床疗效。在医学核心期刊发表多篇论文。

4. 盛燕

盛燕（1971.7—），中医副主任医师，1996 年毕业于首都医科大学中医药学院，同年分配于北京儿童医院中医科工作至今。长期从事中西医儿科临床工作，熟练掌握小儿内科常见疾病的中西医诊治，对儿科常见的呼吸系统及消化系统疾病，过敏性紫癜、紫癜性肾炎等有较多临床经验。

5. 李歆

李歆（1970.12—），中医副主任医师，硕士学位，中医脾胃病专业，现任北京儿童医院顺义妇儿医院中医科主任。长期从事中西医儿科临床工作，熟练掌握小儿内科常见疾病的中西医诊治。为北京儿童医院“全国小儿脾胃病重点专科”成员，承担多项国家、市级课题。作为科室业务骨干参加科室医疗、教学及科研工作。承担北京中医管理局青年科学研究资助项目。在小儿消化系统疾病的中医、中西医结合诊断治疗方面具有一定优势。在核心期刊发表论文多篇，参与专业书籍编写2部。擅长治疗儿童胃炎、消化性溃疡、呕吐、呃逆、厌食、便秘、泄泻、黄疸、胃肠动力障碍、过敏性紫癜、紫癜性肾炎、上呼吸道感染、支气管炎、肺炎、传染性单核细胞增多症等。

6. 张克青

张克青（1973.11—），北京儿童医院中医科副主任医师，北京中医药大学中医儿科临床医学硕士学位，第五批全国老中医药专家学术经验继承人，师从闫慧敏教授。长期工作在临床一线，通过多年病房、门诊的临床实践，积累了丰富的临床经验。同时承担进修医师、儿科实习医生及研究生的临床教学工作。擅长运用中西医结合的方法治疗儿科常见病及多发病。尤其是过敏性紫癜、紫癜性肾炎、小儿脾胃病、肺系疾病等。参与“十一五”“十二五”、中医脾胃病重点专科及中医儿童急救等多个项目。参与有关过敏性紫癜、紫癜性肾炎、婴儿肝炎综合征及肺炎等多项国家级、北京级课题。并且在核心医学期刊发表多篇论著论文。擅长儿科常见病及多发病的中西医结合治疗，呼吸系统疾病，如支气管炎、喘息性支气管炎、肺炎、反复呼吸道感染等；消化系统疾病，如婴儿肝炎综合征、腹痛、腹泻病、便秘、消化不良、胃食管反流病、厌食消瘦及儿科杂病如遗尿、传染性单核细胞增多症、EB 病毒感染。尤其是中西医结合治疗过敏性紫癜、紫癜性肾炎有显著的疗效。

7. 舒静

舒静（1982.2—），北京儿童医院中医科副主任医师。2008 年毕业于首都医科大学，中医儿科学硕士，从事儿科临床、科研工作 10 余年，擅长中西医结合治疗儿科疾病，如呼吸系统疾病（反复呼吸道感染、鼻炎、支气管炎、肺炎、慢性咳嗽、哮喘等），消化系统疾病（消化不良、胃肠炎、厌食、便秘、病理性黄疸、婴儿胆汁淤积性肝病等），小儿妇科疾病（外阴阴道炎、外阴白斑、阴唇粘连、情感交叉擦腿综合征、女童性早熟、青春期月经疾病等），结缔组织疾病（过敏性紫癜、紫癜性肾炎、幼年特发性关节炎等）。近年来，主持、参与多项儿科临床课题研究，目前已在医学核心期刊发表学术论文 10 余篇。